中华老药工
经验传承系列

姜保生

中药炮制与调剂
经验辑要

主 编　姜保生　戴衍朋　石典花

副主编　周 倩　曹玉华　姜承刚　张乐林

编 委　韩延生　张 昆　黄建农　陈方伟

　　　　韩 淼　姚总胜　李全志　姜承水

人民卫生出版社
·北 京·

图书在版编目（CIP）数据

姜保生中药炮制与调剂经验辑要 / 姜保生，戴衍朋，石典花主编 . —北京：人民卫生出版社，2022.1
（中华老药工经验传承系列）
ISBN 978-7-117-32727-5

Ⅰ.①姜… Ⅱ.①姜…②戴…③石… Ⅲ.①中药制剂学 —经验 Ⅳ.①R283

中国版本图书馆 CIP 数据核字（2021）第 277351 号

| 人卫智网 | www.ipmph.com | 医学教育、学术、考试、健康，购书智慧智能综合服务平台 |
| 人卫官网 | www.pmph.com | 人卫官方资讯发布平台 |

中华老药工经验传承系列
姜保生中药炮制与调剂经验辑要
Zhonghua Laoyaogong Jingyan Chuancheng Xilie
Jiang Baosheng Zhongyao Paozhi yu Tiaoji Jingyan Jiyao

主　　编：姜保生　戴衍朋　石典花
出版发行：人民卫生出版社（中继线 010-59780011）
地　　址：北京市朝阳区潘家园南里 19 号
邮　　编：100021
E - mail：pmph @ pmph.com
购书热线：010-59787592　010-59787584　010-65264830
印　　刷：廊坊一二〇六印刷厂
经　　销：新华书店
开　　本：710×1000　1/16　印张：13
字　　数：227 千字
版　　次：2022 年 1 月第 1 版
印　　次：2022 年 2 月第 1 次印刷
标准书号：ISBN 978-7-117-32727-5
定　　价：52.00 元

打击盗版举报电话：010-59787491　E-mail: WQ @ pmph.com
质量问题联系电话：010-59787234　E-mail: zhiliang @ pmph.com

中药炮制,国家级非物质文化遗产之一,为我国独有的制药技术,蕴含了中华民族特有的科学精神和文化积淀。诸多传统炮制技术是中医在长期的辨证论治用药实践中总结形成的经验积累,见证了我国的医药历史,并经过师徒口传身授,世代传承,流传至今。中药调剂学亦是祖国医药的重要组成部分,在有效保障临床疗效方面发挥着不可替代的作用。随着时间流逝,学验俱丰的老一辈药工逐渐离世,很多宝贵的传统中药炮制工艺和调剂技术面临失传或已经失传,传承和发展名老中药专家的炮制和调剂技术、方法和经验,对于中药炮制和调剂技术人员的培养具有重要意义。

姜保生老先生是全国第一批老药工荣誉证书获得者,山东省知名传统中药炮制专家。他1932年出生于中医药世家,家中五代皆从事中药工作,其本人14岁开始从事中药炮制加工,至今已70余年,在净选,切制,炮制(炒、炙、烫、煨、煅、蒸、炖、煮、焯、提及其他制法)等传统中药炮制技术方面经验丰富,尤其在煅炭技术方面有独到之处。姜保生老先生先后在多家中药店及济南市药材站工作,退休后作为创始人之一开办的济南建联中药店,40多年来在济南地区老百姓中一直拥有良好口碑,这与姜老高超的炮制技能和始终亲力亲为紧抓中药炮制和调剂质量密不可分。

本书凝结了姜老先生毕生的宝贵经验,具有非常强的实用性和指导性,可作为学习传统中药炮制技术和经验的重要参考资料,指导饮片企业的炮制生产,以及医疗机构的饮片临方炮制加工。此外,该书收录了诸多不同于现行药典收载相关品种的传统炮制方法和药典未收录的特色炮制品种,非常值得从事炮制科研和药典标准制定工作者进一步考证和深入研究。

作为一名老药师,姜保生老先生能够把毕生所学整理成书,毫无保留地出版分享,十分让人敬重和钦佩。基于本书出版,殷切希望从事中药炮制和调剂的后来人积极学习他的高尚品德和高超技艺,对中医药事业充满热爱之情,认真做好本职工作。同时要在传承的基础上,开展创新研究,推动中药炮制和调剂的现代化发展,使其更好地为百姓健康服务。

2021 年 9 月于北京

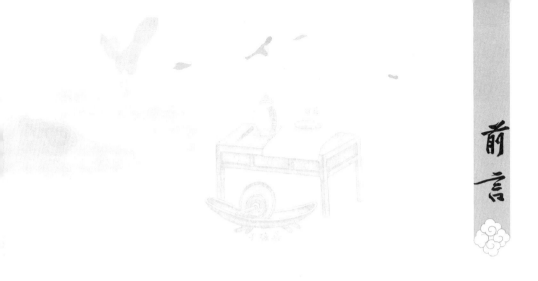

中医和中药是一个不可分割的整体，医无药不行、药无医无用，医生开的处方，最讲究道地药材和遵古炮制，这是因为它们直接关系到治病的疗效。一般来讲，处方中常见三个字的药名，其中一字是对产地、质量、炮制等的要求，如指产地，川贝母是要求四川产，化橘红是要求广东化州产，怀山药是要求河南怀庆产；或指质量，如嫩桑枝、细桂枝、均青皮，桑枝以嫩为好、桂枝以细为优、青皮以均匀为优；或指净选，如净蝉蜕、地龙肉、大腹毛，蝉蜕要求去净土、地龙要求净肉无土、大腹毛要求撕成去土的腹毛；或指炮制，如醋香附、盐黄柏、姜厚朴，是要求醋炙、盐炙、姜炙的。道地药材和遵古炮制，是中药饮片之灵魂。

古训曰："看方犹看律、用药如用兵"，"兵不在多、独取其能，药不在贵、独取其效"，"只能药等病，不能病等药"，"只能备而不用，不能用而不备"等，充分说明了医和药唇齿相依的关系。我认为：医药分之必会消亡，合之必会发展，医和药是缺一不可的。

中药饮片加工炮制，是不可缺少和不可替代的很重要的一项制药技术，是几千年来医疗临床实践的结晶，是非常科学的，绝不可藐视它、轻视它、低估它，不是可有可无的，而是必需的，不可缺少的。同时，医疗机构调剂人员还应当学会和做好临方炮制，这是因为常用炮制品常备，而个别冷背小品种，特别是医生临床根据病情需要，要求特殊炮制的品种，药房并不备货，故应遵照处方要求进行临方炮制，绝不能不负责任地调配代替品，这样做是严重违背"修合无人见、存心有天知"的职业道德的。

从事中药饮片加工炮制工作艰苦、责任重大，是非常光荣的伟大事业，从业人员要有高尚的职业道德,树立为患者服务的思想,学习炮制技术专长,工作要有责任感,不能马虎草率,不准偷工减料,不准粗制滥造,不准违背操作规程,不准"以生代制"或生制不分。希望做炮制工作的同志,希望所有从业人员,都认真学习中药饮片加工炮制技术。

中药饮片加工炮制,分为三部分:净选、切制和炮制。

净选,也叫挑选,主要通过筛、簸、箩、洗等加工方法,使药材纯净,达到无土、无草、无杂质的要求,对药性不起任何改变作用。当然,净选加工是很重要的一项制药工序。绝大部分药材都必须经过净选,才能装斗调配处方。古语有言:"草是药中蛆",饮片干净与否,与净选加工有直接关系。净选加工工序很多,是一门很有学问的加工技术。

切制,主要是把药材切成相应的饮片。只要把握好洗、泡、闷、润四大环节,做到洗泡适当,闷润得法,切片厚薄适宜,晾晒合理,就能保证药效,对药性不起任何改变作用。如果洗、泡、闷、润不当,药材伤水,片子厚薄不适,晾晒处理不好,也会影响药效。切药是一门要求很高的技术,学好不是朝夕之功,只有勤学苦练,才能切出美观漂亮的饮片。

炮制的意义特殊,药材通过不同的方法炮制,能缓和药性,提高药效,改变药性,引药归经,除去或降低毒性,除去非药用部位或毒副作用,由此可知,炮制的重要性、必要性、科学性,绝不能轻视药在锅里炒一炒、制一制的作用。

本人从事中药炮制加工、调剂等工作 70 余年,积累了丰富的经验,希望通过本书的编纂,让更多的从业人员学习和传承。

姜保生

2021 年 4 月于济南

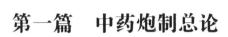

目录

第一篇　中药炮制总论

目　录

九、蒸与炖 ………………………………………………………… 13
十、煮制 …………………………………………………………… 13
十一、甘草制 ……………………………………………………… 13
十二、黑豆汁制 …………………………………………………… 13
十三、焯制 ………………………………………………………… 13
十四、提制 ………………………………………………………… 14

第二篇　中药炮制各论

第一章　净制 …………………………………………………………… 16
　一、净制经验概述 ……………………………………………… 16
　二、常用饮片净选加工步骤和要求 …………………………… 18
第二章　切制 …………………………………………………………… 21
　一、切制目的 …………………………………………………… 21
　二、切制的方法 ………………………………………………… 22
　三、常用中药饮片切制步骤和要求 …………………………… 24
　四、饮片切制中的术语 ………………………………………… 31
第三章　炒法 …………………………………………………………… 33
　第一节　清炒法 ………………………………………………… 33
　　一、炒黄炮制经验概述 ……………………………………… 33
　　二、炒焦炮制经验概述 ……………………………………… 46
　　三、炒炭炮制经验概述 ……………………………………… 50
　第二节　固体辅料炒 …………………………………………… 60
　　一、麸炒法炮制经验概述 …………………………………… 61
　　二、灶心土炒法炮制经验概述 ……………………………… 64
　　三、米炒法炮制经验概述 …………………………………… 65
第四章　炙法 …………………………………………………………… 66
　第一节　蜜炙法 ………………………………………………… 66
　第二节　酒炙法 ………………………………………………… 74
　第三节　醋炙法 ………………………………………………… 78
　第四节　盐炙法 ………………………………………………… 83

第三篇　中药饮片调剂

第一篇

中药炮制总论

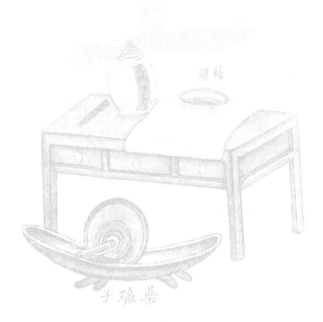

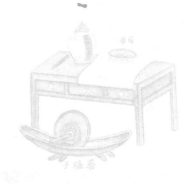

第一章 中药饮片炮制目的和意义

中医药是我国宝贵财富,几千年来为人民防病治病立下了卓著功勋,其中中药炮制功不可没。因为,中药材不经过加工炮制是不可以入药的,这就是在处方中的中药材称之为饮片的原因。

所谓炮制,指净选加工、切片加工和炮炙加工三个方面。药材不经过净选,就不能除去杂质,净化药材;药材不经过切片,就无法调剂,既无法进一步炮制,又不利于储存和保管;药材不经过炮炙,就不能增强或改变药效,改变或缓和药性或除去毒性等。因此,中药炮制在中医药体系中具有关键作用和重要意义。

中药材为什么要炮制?因为中药材多是植物,如草、根、皮、果实,动物,矿物等,天然产品占绝大多数,成分复杂,除有效成分外,还含有很多杂质。同时,因入药部位的不同,其疗效和副作用也不相同,所以,需要通过不同的炮制方法,发挥它们应有的疗效。炮制的目的,大致归纳为以下八类:

1. 降低或除去药物毒性或副作用

有的药物,虽有较好的疗效,但毒性大,应用不安全,通过炮制可降低毒性,如川乌、天南星、半夏、马钱子等;有的药物含有小毒,通过炮制,除去毒性,如远志、吴茱萸、巴戟天等;有的药物有副作用,如厚朴、马兜铃生用戟人咽喉,常山生用易致人呕吐,通过炮制除去其副作用。

2. 缓和药性

每种药物都有特定气味,气味偏盛在治疗上会带来负面影响,"太寒伤阳,太热伤阴"。为了适应患者病情和体质等不同需要,通过炮制缓和其性能,如栀子性味苦寒,经炒后减缓了苦寒之性;大黄生用泻下力强,经酒蒸后其泻下力缓;白芥子性味辛温,有刺激之性,经炒后降低了刺激之性,并增强了温胃祛痰之功。

3. 改变功效

有的药物生制功效各异,经炮制后改变了其功效。如何首乌生用托毒通便,制后则补肝肾、益精血、乌须发;麻黄生用解表发汗,蜜炙后平喘止咳;生地生用凉血,经制成熟地后补血;石膏生用清热降火,经煅制后收湿生肌敛疮,由内服药变成了外用药。

4. 增强药效

有的药物经炮制后增强了疗效,如延胡索,经醋制后增强了止痛的功效;款冬花,经蜜炙后增强了润肺止咳的功效;黄芪经蜜炙后增强了补中益气的功效;淫羊藿经用羊脂油制后,增强了补肾助阳的功效。

5. 引药归经、改变药物作用趋向

药物通过炮制,可以引药归经,改变作用趋向,酒制升提、醋制入肝、盐制入肾、土制守中助脾。如大黄是泻下药,走下焦,经酒制后,能在上焦产生降火邪的作用;黄柏走肾经清湿热,用盐制后增强了引药入肾的功效,用酒制后,引药上行,能治耳鸣耳聋、口舌生疮等头面部疾患;香附调经理气解郁,经醋制后,引药入肝,增强了调经止痛作用。正如《本草纲目》所言:"盐无升浮,酒无沉降。"

6. 除去非药用部位,纯净药材,保证药效

如蝉蜕、菟丝子、地龙,自身含有土沙,必须去净土沙;远志、巴戟天,必须抽去木心;金樱子、诃子、山茱萸,必须去核;枳壳必须挖去瓤;益智、草果,必须去皮取净仁。古训有"去瓤免胀,抽芯除烦,去皮除痹,去核固精"之说。

7. 矫臭、矫味,便于服用

动物类药或具有腥臭味的药物,服后容易引起反胃、恶心、甚至呕吐,必须经过炮制除去异味,如五灵脂、乌蛇、水蛭、鸡内金、乳香、没药、人中白、五谷虫等。

8. 便于调剂和利于制剂

矿石类、贝壳类药,质地坚硬,必须经过粉碎成细粉或煅烧炮制,才便于调剂服用,利于煎出有效成分,并且利于制剂。如自然铜、阳起石等,必须煅淬后,方可调剂内服;如石膏、牡蛎、龙骨、磁石、赭石等,必须粉碎成细粉,利于煎出有效成分。

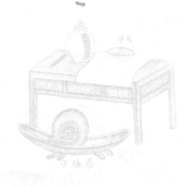

第二章 中药炮制对性味功能的影响

中药是以四气五味、升降浮沉、补泻归经来体现药物性能的。炮制对药物性能影响很大,经炮制后的药材,不但气味发生了变化,而且功能也发生了变化。

一、炮制对四气五味的影响

四气五味是中药的基本性能。每一味药都有气和味两方面。所谓四气(也叫四性)是寒、热、温、凉四种不同的药性;所谓五味,是辛、甘、苦、酸、咸五种不同的味道。

中药通过炮制,能使药物的气味发生变化,扩大药物的用途。如干姜,性味大辛、大热,功能温中回阳,经炮制成炮姜,性味变为苦温,功能温经止血;生地性味甘苦寒,功能清热凉血,滋阴生津,经炮制成熟地,性味变为甘温,功能滋阴补血;天南星性味苦辛温,功能燥湿祛痰,祛风解痉,经炮制成胆南星,性味变为苦凉,功能清热化痰,息风定惊。黄连,性味苦寒,功能降心火,除烦热,入中焦,归心经。该药有多种炮制法:去心火生用,去虚火醋炒用,去肝胆火猪胆汁炒用,去上焦火酒炒,去中焦火姜汁炒,去下焦火盐水炒或童便炒,去食积火黄土炒;治湿热在气分吴茱萸汤炒,湿热在血分干漆水炒,点眼人乳炒。一药多制法,制后多用途。

总之,药物通过炮制后,气味都产生了不同程度的改变,所以药效也发生变化。

二、炮制对升降浮沉的影响

升降浮沉是指药物在机体上下表里的作用趋向。升浮属阳,沉降属阴。

一般来说,花、草、叶类质轻药多升浮,根茎、种子果实、动矿类质重药多沉降;解表药升浮,降气、化痰、泻火药沉降;辛甘味药升浮,苦酸咸味药沉降;温热药升浮,寒凉药沉降。这是其共性,就个别药而言,也有其个性。如花类药的旋覆花,功能降气止咳;叶类药的番泻叶,功能泻火通便,其性沉降;种子类药的蔓荆子功能疏散风寒,苍耳子散风通窍,其作用升浮;草类药的麻黄,功能解表发汗,作用升浮,蜜炙后又能平喘止咳,作用沉降;根茎类药的川芎,功能上行头角助清阳之气——止痛,作用升浮,下行血海养新生之血——调经,作用沉降;说明在一般规律外各药还有不同的特点。同时,炮制还可以改变作用趋向,如黄柏性味苦寒,清湿热,入肾经,走下焦,沉降。经用酒制后,走上焦,升浮。大黄性味苦寒,功能清肠通便,泻火解毒,其性走而不守,沉而不浮。经过酒制的清宁片,改变了苦寒之性,其性能守能走,能沉能浮,能升能降,治头目眩晕,齿龈肿痛,走上焦,能升能浮;治胃肠积滞,清胃火,走中焦能守,治大便燥结,入下焦,能沉能降。黄连,清心火走中焦,经用酒制后,治目赤口疮,清上焦火,去下焦火用盐制。砂仁是健胃药,走中焦,经盐制后,入下焦,治小便频数。由此可见,沉降的药,经酒制后能升浮,升浮的药,经盐制后能沉降。《本草纲目》云:"升则引之以咸寒,则沉而直达下焦。沉者引之以酒,则浮而上至巅顶。"药物大凡生升熟降也。

三、炮制对补泻、归经的影响

补与泻是针对疾病虚实而言,疾病有虚实之分,药物有补泻之异。虚则补之,实则泻之,这是用药的基本原则。某些药物经炮制后,改变了原有的补泻作用。如何首乌,生用解毒通便,主泻;制后补肝肾,益精血,乌须发,主补。甘草生用清热泻火,主泻;蜜炙后,益气健脾,调和营卫,主补。生地,生用清热凉血,主泻;制成熟地后,补血滋肾,主补。肉苁蓉,生用润肠通便,主泻;经炮制后,补肾助阳,主补。药物经过炮制后,补泻作用发生较大的变化。

归经,就是药物通过炮制对某脏腑出现明显的治疗作用,特别是用辅料炮制的药物,归经趋向更为明显。

炮制归经功效歌诀有:"酒制升提而制寒,姜制散寒而豁痰,醋制注肝而收敛,盐制走肾而下行,蜜制甘缓润燥,土制守中助脾,麸制滋其谷气,蒸熟取其味厚,炒炭取其止血,甘草水渍解毒。"

很多药物都能归数经,可以治疗几个脏腑的病,临床上为了使药物更准确地针对主病发挥其疗效,故需要通过炮制来达到其目的。药物经过炮制后,归经可以发生变化,对主脏腑治疗作用增强,功效更加专一。例如:知母性味苦寒,归肺、胃、肾三经,功能清热泻火,滋阴退蒸;经盐制后,主入肾经,可增强滋阴降火的作用。香附,性味辛微甘微温,归肝、三焦经,功能理气解郁,调经止痛;经醋制后,主入肝经,增强了调经止痛作用。白术,性味甘苦温,归肺胃经,功能补脾益气,燥湿利水,固表止汗;生用固表止汗,利水消肿;经用麸皮炒制后,增强了健脾和胃作用;用灶心土炒后,主入脾经,增强了健脾止泻的功效。竹茹,性味甘微温,归肺、胃经,生用清热化痰,主入肺经;经姜汁制后,和胃止呕,主入胃经。冬瓜仁,性味甘凉,归肺、肝、小肠经,生用化痰排脓,炒后醒脾开胃。白芍,性味苦酸微寒,归肝、脾经,生用敛阴平肝,主入肝经;炒后疏肝和脾止痛。黄芪生用敛疮生肌,制后补气生血。总之,药物通过炮制,补泻与归经,都发生了很大变化。

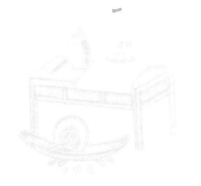

第三章　炮制对毒性药物的影响

　　有一部分中药，自身含有剧毒或一般毒性或有毒副作用，不能原药生用，必须通过炮制，降低毒性或除去毒副作用，使之用药安全有效。如马钱子，含有剧毒，性味苦寒，入肝、脾经，功能通络止痛，常用砂烫去皮毛，粉碎成细粉用，以降低毒性。天南星、川乌、草乌，含有大毒，须经水浸漂后再加热煮透切片应用，以降低毒性。半夏含有大毒，有三种炮制法：用清水浸泡后加白矾共煮透切片为清半夏，功能燥湿化痰；加生姜白矾共煮为姜半夏，功能降逆止呕；用甘草石灰液炮制为法半夏，功能燥湿和胃。远志、巴戟天、吴茱萸有小毒，用甘草水制后除去毒性；厚朴生用戟人咽喉，马兜铃生用易致人恶心，常山生用易致人呕吐，必须经过炮制除去毒副作用。

　　炮制毒性药物，一定要注意去毒存效并重，不可偏废，才能达到良好的效果。否则，顾此失彼，可能造成毒去效失，甚至效失毒存。

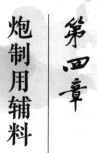

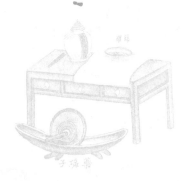

第四章 炮制用辅料

辅料在炮制中的作用,很早就被重视,《雷公炮炙论》将中药的炮制方法及用辅料炮制药材的方法做了较系统的总结,对中药炮制做出了巨大的贡献。姜保生先生通过多年的工作实践,体会到辅料在中药炮制中有以下作用:

一、辅料在炮制中的作用

1. 加辅料炮制可以改变药性、缓解毒性或除去毒副作用

中药绝大多数来自植物、动物、矿物,一般不宜直接调配服用,否则就可能产生中毒或有毒副作用。如半夏,生用有大毒,经浸漂加白矾生姜制后,不但降低了毒性,而且增加了化痰止呕的功效。厚朴味辛辣,生用对咽喉有刺激性,经用生姜制后,其性缓和,增强了温胃止呕的功效,且除去了戟人咽喉的副作用。何首乌,生用解毒、截疟、润肠通便,经用黑豆汁制后,功能补肝肾、益精血、乌须发,改变了药性。

2. 用辅料炮制的药物,可增强其疗效,可扩大或改变治病范围,改变对脏腑的治疗作用

醋制的药多入肝经,盐制的药多入肾经,蜜制的药多入肺经。如延胡索、香附经醋制后,引药入肝,增强了止痛理气解郁的功效;车前子、泽泻用盐炒后,引药入肾,增强了利水渗湿清热的作用;紫菀、款冬花,经蜜制后,增强了润肺止咳的作用。

3. 辅料的升降浮沉决定了药物的作用趋向

酒趋向升浮,盐趋向沉降,麸皮趋向守中,药材经辅料炮制后,可改变作用趋向,如黄柏清下焦湿热,经酒制后,引药上行,升浮,清上焦之火,治口疮耳聋之症。砂仁消食健胃走中焦,经盐制后,引药下行入肾经,沉降,治小便频数。

辅料的升降浮沉,改变了药物作用的趋向。

4. 辅料与药物的复合作用

有些辅料,本身就是单味中药,如蜂蜜、滑石粉、黑豆、甘草、生姜、醋、酒等,用这些辅料炮制中药,是为互相制约、互相促进,增强疗效。如吴茱萸制黄连,既抑制了黄连的苦寒之性,又增加了清气分湿热、散肝胆郁火之功效;用蜂蜜炮制的黄芪、瓜蒌子、款冬花可以增强补中益气、润肠通便、润肺止咳的功效。

二、常用辅料

1. 酒

包括黄酒和白酒,炒药用黄酒,切药或泡药常用白酒。甘、辛,大热。具有通血脉,行药势,散寒,矫味、矫臭的功效。

2. 醋

苦,温。具有散瘀止血,理气止痛,行水解毒,矫味矫臭的功效。

3. 蜂蜜

甘,平。具有补中润燥,止痛解表,润肺止咳,润肠通便的功效。

4. 生姜汁

辛,温。具有发表散寒,止呕开痰,解毒的功效。

5. 甘草汁

甘,平。具有和中缓急,润肺解毒,调和诸药的功效。

6. 黑豆汁

甘,平。具有活血利水,滋补肝肾,养血祛风解毒的功效。

7. 米泔水(二泔)

甘,寒。具有清热凉血,利小便的功效,对油脂有吸附作用。

8. 食盐水

咸,寒。具有强筋骨,软坚散结,清热凉血,解毒防腐,矫味矫臭的功效。

9. 米(大米小米均可)

甘,平。具有补中益气,健脾和胃的功效。

10. 麦麸皮

具有和中益脾的作用,并有赋色、矫味、矫臭的功效。

11. 白矾

酸,寒。具有解毒,祛痰杀虫,收敛燥湿,防腐的功效。

12. 豆腐

甘,凉。具有益气和中,生津润燥,清热解毒的功效。

13. 灶心土

辛,温。具有温中和胃,止血止呕,涩肠止泻的功效。

14. 蛤粉

咸,寒。具有清热利湿化痰的功效,煅蛤粉用来烫制胶质类药材。

15. 滑石粉

甘,寒。能利水,清热解毒,用来烫制药材。

16. 其他辅料

此外还有河沙、面粉、羊脂油、香油、童便、猪胆汁、鳖血、牛奶、萝卜、葱白、铅(黑锡)等用来炮制药材。

辅料歌诀

液体辅料样有九,盐水米水蜜醋酒,
甘草黑豆姜胆汁,鳖血油类不能丢。
固体辅料样有八,稻米白矾滑石沙,
麦麸豆腐土蛤粉,用时注意不能差。

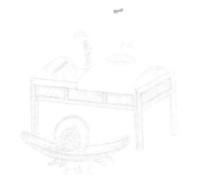

姜保生先生通过实践、结合实际，归纳了常用炮制十法，即：炒、炙、烫、煨、煅、蒸、炖、煮、焯、提。

其中炒、炙、烫、煨、煅为火制法；蒸、炖、煮、焯、提为水火共制法；剩余归为其他炮制法。

中药炮制过程中，有十二字要领，即："依法炮制、火候适宜、色泽均匀"。依法炮制，就是遵照《中华人民共和国药典》和地方炮制规范的要求来炮制，做到操作规程一丝不苟，所需辅料一丝不苟，加工方法一丝不苟；火候适宜，就是用火恰当，该用文火就用文火，该用中火就用中火，该用武火就用武火，炒药会用火是很重要的，有"七分炒药三分烧火"之说；色泽均匀，就是一个品种不管炒多少锅，颜色要一致，不能出现一锅一个色或一锅几个色的情况。其关键点是，炒的药入锅数量适宜，药入锅后，要做到勤翻动、翻均匀、铲铲亮锅底，铲子下不偷懒，出锅迅速、干净、利落。

一、清炒

炒黄的药，一般用文火，冬瓜仁、淫羊藿要用微文火，王不留行要用文中火；炒焦的药，一般用中武火；炒炭的药，花草类要用中武火，根茎类用武火，待冒黄烟，铲子底下感到轻松时即得。炒炭既不能完全炭化，更不能灰化，要存性。特别要注意的是，蒲黄在炒前过筛，有结块搓开。蒲黄炭与艾叶炭，炒好出锅立即过筛，有结块搓开、灭绝火源，这是实践经验，杜绝了这两味药发生"炒后七日反火"的现象。

二、麸炒

麸炒的药,用中火将锅烧热,判断火力以"撒入少许麸皮立即冒烟为宜",将麸皮均匀铺于锅底,立即投入药材,均匀翻炒至表面黄色,出锅筛去麸皮,炒一锅簸一锅,不能炒完集中一块筛,这样会使药物颜色加深。

三、蜜炙

蜜炙药,将蜜炼好,兑入约 10% 开水稀释,拌入药中,揉搓均匀,待蜜液吸尽,约 2 小时后,将锅洗刷干净,投入药材,炒至表面黄色、不粘手,要达到抓则成团、撒之则散的标准。百合、槐角、瓜蒌子要先炒后加蜜。蜜炙药炒后应及时入库,不能露天晾放,更不能露天过夜,以免吸潮发黏。

四、辅料制

用液体辅料制的药,如酒、醋等,要先把辅料拌入药内,闷至吸尽再炒,不能随炒随喷淋辅料,影响质量。鸡内金、五灵脂、乳香、没药等,随炒随喷淋辅料。乳香、没药制后,应及时入库,不准露天晾放,更不准露天过夜,会吸潮发黏、结块。车前子拌入盐水后,立即用细筛筛下,有结块搓开,不然炒后会出现疙瘩。

五、烫制

烫制,主要控制沙、土或滑石粉的温度,过热使药焦糊,过凉又炮不起来,一般辅料呈灵活状态或烫手为宜,但一定掌握炒第一锅时,尽量少入药,以测试辅料热度。

六、煨制

主要是肉豆蔻,小产量用面裹煨为好;批量生产,以麸皮蒸为好。其他煨制的药,如葛根、诃子肉、木香等,以麸同炒煨。

七、焖煅

又叫扣锅煅,扣锅应四面贴白纸,为的是观察烧火是否均匀,四面白纸变色时间应相差不多。燃料要用木柴,不要用煤炭。

八、明火煅

又叫直火煅,用无烟煤或焦炭,煅后淬制的与煅后不淬的,应交叉煅,一来提高产量,二来节约煤炭。如先煅磁石,余火煅石膏。体积小或遇火易熔化的,要装入砂锅中煅,如紫石英、自然铜等。体积大或遇火不熔化的,直接放火上煅,如海浮石,但火胜易煅成硫渣失去药效。枯矾要用新砂锅煅,旧锅煅不枯。煅后淬制的药,药煅红透,立即取出淬制,不能冷却后淬制。

九、蒸与炖

1. 蒸制

锅内要保持足量水,开锅圆气后,蒸 6~8 小时,闷 6~8 小时出锅晒干。

2. 炖制

又叫隔水蒸法,用辅料特别是用酒的,以炖制为好,锅内水要保持 2/3 以上,炖制 12 小时,闷 12 小时取出晒干。总之,蒸与炖以时间长为好,有"滋补不嫌熟"之说。

十、煮制

一般多用醋制,水烧开后入醋;醋水浸过 3cm 为宜,煮到大个无生心,醋液吸尽即得。

十一、甘草制

用甘草水制的药,甘草要煎煮两遍,每遍 20 分钟,合并煎液,再将煎液入锅烧开,入药,不断翻炒至药透液吸尽出锅。制吴茱萸,要晴天赶制,要求上午上班前 2 小时生产,下午当天晒干,不然易生热发霉。制带木心的巴戟天,至木心抽出,余汤不宜太多,以少为好。

十二、黑豆汁制

制何首乌,黑豆汁水应煎煮 4 遍,每次煮 1.5 小时,再合并煎液,入锅烧开,入何首乌至汁吸尽再蒸透。

十三、燀制

锅内须添足量水烧开,入药待皮皱起,手捻皮即脱掉,出锅原汤浸泡,立即去皮晒干。白扁豆捻皮一定要皮仁分开,否则,晒干后,皮仁容易连在一起,为下一步加工带来不便。

十四、提制

主要是芒硝,用 20% 萝卜提取,滤液置缸中,可在缸中预先吊干净稻草绳数根,为的是上下透空气、静置快、产量高,宜春秋季,15℃左右温度下提制。

提硇砂要用搪瓷盆或不锈钢锅提制,不能用铁锅,隔水提制为好。

第二篇

中药炮制各论

中药炮制可分为净制、切制和炮炙。炮炙又可分为火制法、水火共制法以及其他制法。

火制法是用火或加入固体辅料炒制药材的方法,如炒、炙、烫、煨、煅。

水火共制法是用水与火再加液体辅料共同炮制药材的方法,包含蒸、炖、煮、焯、提等炮制方法。

本部分收载净选工序较复杂的净制品种 66 种,切制品种 159 种,火制法品种 195 种,水火共制法 27 种,其他制法 26 种,共计 473 种。

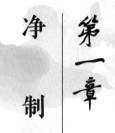

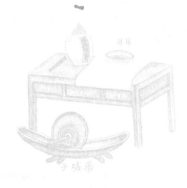

净制 第一章

一、净制经验概述

净制是中药材在切制、炮炙或调配、制剂前,选取规定的药用部分,除去非药用部位、杂质及霉变品、虫蛀品、灰屑等,使其达到净度标准的炮制方法。净制是很重要的一道基础性工序。绝大部分药,都必须经过净选,才能配方应用,或进一步再加工。

切药必须有刀前净选,炒制必须有炒前净选与炒后净选,装斗必须有斗前净选。古语言:"草是药中蛆",饮片干净与否与净选有直接关系。

净选加工是一项技术性很强的工作,要学会哪些药该如何净选,用什么方法净选,哪些药该用筛,该用几号筛,哪些药该用箩,该用几号箩,哪些药该洗,该如何淘洗。要工作熟练,按要求进行净选,要做到净选加工依法,筛得恰当,箩得合理,簸得得法,既提高工效,又降低损耗,既保证饮片质量,又不浪费药材,达到饮片无土、无杂质、无草的标准。

净选加工方法可归纳为十二法,即:筛、簸、箩、挑、淘洗、劈剁、砸、搂团、搓碎、刮毛、碾压、粉碎。

1. 筛

常用筛有 5 种。

一号筛(菊花筛):筛孔内径为 16~20mm,如筛菊花。

二号筛(延胡索筛):筛孔内径为 10mm,如筛延胡索、连翘。

三号筛(中眼筛):筛孔内径为 5mm,如筛香附。

四号筛(紧眼筛):筛孔内径为 3mm,如筛芡实。

五号筛(小紧眼筛):筛孔内径为 2mm,如筛牛蒡子等。

选筛眼大小要恰当,如加工菊花选用一号筛,筛子下面用簸箕或笋去净杂质灰屑,筛子上面挑净枝柄及杂质,碎花掺匀。加工连翘选用二号筛,筛子下面是连翘心,视情况可留用部分,筛子上面挑去枝柄及杂质,加工川芎或白术,也应选用二号筛。加工黄芩,选用三号筛,筛子上面的,用挑或簸法去净杂质,筛子下面碎药,去净杂质笋去灰屑,看一下碎药的多少,在分装时合理均匀分摊入大片药内,防止碎整不均匀的现象,而医院、药店在装斗时,应大片在下,碎药在上,合理调配。麸炒的药去麸皮,选用四号筛,筛去麸皮,如麸皮内含有碎片,再簸去麸皮留药,如芡实、薏苡仁等。牛蒡子清炒后,选用五号筛,筛去炒制过程中的灰屑等。

2. 簸

簸簸箕有一定的技术性,要认真学习,才能做到得心应手,该用簸箕的药,就用簸法,药质重而杂质轻,就簸去杂质,如白术、黄芪等。药质轻而杂质重(含土石块),就簸出药,如蝉蜕、碎药等。一般来说,根块药或大片类药,多用簸法。

3. 笋

常用笋的型号:50目、60目、70目三种,选笋粗细要合理,一般来说,质轻或细小种子类药,多用笋,如车前子、草、花等。笋药应掌握的原则是:笋去灰屑,不能把碎片笋去。笋药一定要笋透,灰屑才能笋干净。

4. 挑

饮片经过筛、簸、笋后,杂质仍去不净,就用挑法去净杂质,其实挑法是筛簸笋的最后一道工序,绝大部分药必须经过这道工序。

5. 淘洗

淘和洗虽然都是用水除去杂质,但其意义不同。药含土或不洁净就用洗法,如大枣、冬瓜皮、蝉蜕等;药内含有土沙,就用淘洗,如菟丝子。

6. 劈剁

沉香、檀香、苏木、降香、松节,必须劈成细条,金樱子必须劈开去心,阿胶必须剁成小方块,便于烫制阿胶珠。

7. 砸

诃子必须砸开扒去核,大腹皮必须砸裂撕开去净杂质,矿石、贝壳类药,必须砸成小块,便于粉碎。

8. 搂团

竹茹必须抽去竹筋,搂团成大小不等的圆球形状,不能搂团太紧或太松,将碎药包进去,利于煎煮,药材经打包码垛,容易挤压成结块,必须搂开结块,如蒲黄、艾叶、金银花等。

9. 搓碎

荆芥穗、桑叶、茵陈、旋覆花、蝉蜕必须搓碎,鸡内金炒前也应搓碎。

10. 刮毛

带有绒毛的药,必须去净毛,方可服用,以免刺激咽喉。如枇杷叶、石韦、金毛狗脊、骨碎补等。马钱子烫后,必须刮去毛,降低毒性。

11. 碾压

草果、益智炒后碾压去皮取果仁,蒺藜、苍耳子炒后碾压去刺,大腹皮碾压撕开去净杂质。

12. 粉碎

矿石、贝壳类药,生品粉碎过 50 目箩,煅后粉碎过 60 目箩。

二、常用饮片净选加工步骤和要求

蝉蜕 将蝉蜕用清水洗净晒干,挑净杂质,用二号筛搓碎筛下,箩去灰屑。如有土石块,用簸法去净,即得。

诃子肉 将诃子用清水浸泡 2 小时许,沥去水,用湿布盖严闷,用锤头砸开扒皮去核,上午生产,下午晒干。

炮制经验:加工诃子肉,以春、秋生产为主,趁晴天,按生产人定生产量,上午上班前 2 小时浸泡,上班后开始生产,当日晒干,不能过夜,防止变色,应随闷、随砸、随扒、随晒。

验收标准:外皮棕黄色,断面白色。

冬瓜皮 用清水洗净,晒干,挑净杂质及霉变的,过长的剪短,减去瓜柄,即得。

红枣 挑净杂质,去净霉烂枣,用清水洗净,晒干,即得。

猫爪草 用清水洗净,晒干,再去净杂质,即得。

金樱子肉 将金樱子浸泡闷软,用刀一切两半,挖净绒毛及核,晒干。如进货是金樱子肉,挖净残核,即得。

炮制经验:金樱子毛极易使人痒,因此挖出的毛核必须及时烧掉,不要乱扔乱倒,以防意外。

菟丝子 用清水淘洗干净,去净土沙,晒干,再挑净杂质,清炒,即得。

桑叶 挑净杂质及霉变叶,用二号筛搓碎筛下,去净枝柄,箩去灰屑,即得。

茵陈 挑净杂质,用二号筛搓碎筛下,除去残根,箩去灰屑,去净沙土,即得。如进货打碎的,再挑净杂质,箩去灰屑。

大腹毛　去净杂质,用石碾压开或锤头砸开,用手撕成腹毛,去净杂质,即得。

旋覆花　挑净杂质,用二号筛搓碎筛下,去净花柄及花托,箩去灰屑,即得。

藕节块　用清水洗净,稍晾,用刀剁去须毛,再剁成方块(一个剁四块),晒干,即得。

卷柏　将卷柏用手掰成片状小片,去净土沙,箩去灰屑,即得。

苦参片　簸净杂质,片过大的剪小,达到片子均匀,即得。

白茅根咀　去净杂质,簸去鳞片,长的剪短,达到咀片均匀,即得。

芦根咀　去净杂质,簸去须毛,长的剪短,达到咀片均匀,即得。

麻黄根　簸挑去净杂质,除去残留的麻黄茎,箩去灰屑,即得。

麻黄咀　去净杂质及残留的根,长的剪短,箩去灰屑,即得。

连翘　①青翘:挑净杂质及枝棒,筛去碎心即得。②老翘:筛去壳心,挑净杂质及枝棒,再用壳心箩去灰屑,挑净杂质,多余的心弃去。

莲房　剪去果柄,擦净浮土,一个剪四块,即得。

夏枯草头　挑净杂质及霉变的,剪去花柄,箩去灰屑,即得。

灯心草　去杂质,掰成一寸许段,去黑色霉变品,即得。

艾叶　抽去枝梗,去净杂质,即得。

竹茹　将竹筋抽净,去净杂质,搓团成大小不等的圆球。

炮制经验:碎竹茹包在圆球内,不能搓团得太紧或太松,利于煎煮。

金银花　去净杂质及花梗,筛下碎花,箩去灰屑,挑净花叶,碎花均匀掺入,即得。

红花　去净杂质及花壳,筛下碎花,箩去灰屑,去净土沙及变色部分,即得。

辛夷　除去杂质,剪去花柄,即得。

款冬花　簸去杂质,挑净土块,剪去花梗,即得。含花梗越少越好。

鸡冠花　挑净杂质,箩去灰屑,剪去花梗,大花朵剪成方块,即得。

合欢花　挑净杂质,箩去灰屑,抽出长花梗,即得。

侧柏叶　挑净杂质及枝棒,去掉柏铃萼,大片搓碎,箩去灰屑,即得。

地骨皮　去净杂质及木骨,过大的剪小,箩去灰屑,即得。

桑白皮　去净杂质及霉变的,过长片与连刀片剪断,筛出碎片,箩去灰屑,将碎片均匀排在大片内,即得。

昆布　用清水洗净,晒干,挑去杂质,大片剪小,去净沙土石块,即得。

海藻　用清水洗净,沉淀沙石块,捞出晒干,挑净杂质,过长的及连刀片剪断,即得。

马勃　去净杂质,大个剪成小方块,即得。

茯神木　挑净杂质,去掉残留的茯苓,大块木剁成小块,筛去灰屑,即得。

茯苓皮　挑净杂质及霉变苓皮,挑去残留的苓块,大片剪小,筛去灰屑,即得。

海螵蛸　挑净杂质及脱掉的破皮,大块剁成小块,筛去灰屑,即得。

凤凰衣　去净杂质及残留的蛋壳,筛去灰屑,即得。

牡蛎　将牡蛎刷干净,粉碎过50目筛,即得。

瓦楞子　将瓦楞子用清水洗净,晒干,粉碎过50目筛,即得。

石膏　将石膏刷去泥土,除去夹石,粉碎过50目筛,即得。

海浮石　刷去泥土,粉碎过50目筛,即得。

龙骨　挑净杂质,粉碎过50目筛,即得。

磁石　刷去泥土,粉碎过50目筛,即得。

赭石　刷去泥土,粉碎过50目筛,即得。

紫石英　去净杂质,粉碎过50目筛,即得。

珍珠母　去净杂质,粉碎过50目筛,即得。

蛤壳　去净杂质,粉碎过50目筛,即得。

石决明　用清水洗刷干净,晒干,粉碎过50目筛,即得。

沉香　用刀劈成寸许细条,即得。

檀香　用刀劈成寸许细条,即得。

降香　刨成花或劈成寸许细条,即得。

苏木　刨成花或劈成寸许细条,即得。

松节　用刀劈成寸许细条,即得。

云故纸　挑净杂质,搂开结块,挑出霉变品,筛去灰屑,即得。

红灯笼　挑净杂质,去掉霉变品,剪去果柄,筛去灰屑,即得。

路路通　簸挑去杂质,去掉霉变品,剪去果柄,即得。

柿蒂　挑净杂质,如太脏,用清水洗净,晒干,长柄剪去,除去霉变品,即得。

玉米须　去净杂质,剪成寸长段,筛去灰屑,即得。

功劳叶　用石碾将刺压扁(以不扎手为宜),挑去杂质,筛去灰屑,即得。

糠谷老　挑净杂质,剪成段,筛去灰屑,即得。

蜂房　去净杂质,剪成方块,去净泥土,筛去灰屑,即得。

石榴皮　将石榴皮浸泡水中,用小刀挖去皮内残留的果核及杂质,除去霉变品,内外洗净晒干,再剪去果柄,掰成小块,即得。

炮制经验:石榴皮含杂质多,必须清水洗净,否则令人恶心干呕。

切片加工，是非常重要的一道工艺技术。药材必须切制成各种不同类型的片子，方能应用或进一步加工。切药是一项技术性很强的工作，对于保证和提高药材的疗效，有着极其重要的意义。必须认真学习和掌握切制技术，才能适应和做好这项工作。

一、切制目的

1. 便于调剂和销售

中药材的个子，长短不齐，大小不一，占面积大，不便于码垛和贮存，如川芎、泽泻、槟榔是圆个，甘草、黄芪、益母草是长个，当归、赤芍、黄芩是短个，经切制后，均成片子，便于保管和贮存，更利于销售和煎煮，也便于进一步加工。

2. 便于加工炮制

处方用药，多用炮制品，药材切成片子，便于炮制，如炙甘草等。

3. 便于调配处方和利于煎出药效

药材按其自身特点，切成不同类型的片咀，便于调配处方。切片的厚薄长短，是有科学根据的，是根据药材不同质地，质坚宜薄，质松宜厚的原则，这样有利于煎出有效成分。

4. 便于鉴别内在质量

个子一般只能观察外皮，有的药看外皮，认为质量还可以，一旦切成片子，其断面茬口就不理想。药材切成片子，能全面鉴别其质量，如走油、黑心、泛糖、生虫、颜色、茬口等，都看得一清二楚。

5. 便于制剂

药材经切制后，使药材纯净，利于丸散等制剂的加工。

二、切制的方法

中药饮片切制归纳为十二法,即喷淋、洗、泡、蒸、炸、煮、闷、润、切、晒、晾、阴干。

1. 喷淋

一般来讲,全草类药材要用喷淋法,使药略见潮湿,便于切制;条件具备,提倡鲜切,如青蒿、仙鹤草、益母草等,采收后,立即趁鲜切4~5mm 咀,晒干,保持了鲜艳色绿的特色,也提高了质量。薄荷应将叶抖下,秸略喷淋,稍软即切4~5mm 咀,当日晾晒干,切忌暴晒,叶搓碎兑入掺匀,保证了薄荷中的挥发油不流失,清凉感味极浓;麻黄、莲房、荷叶等也应干切。应视药材的情况处理。

2. 洗

茎较细的药,见水即软,应着重洗,有抢水洗和洗两种,如细辛、沙参、胆草、桔梗、防风等,应抢水洗;当归、紫菀、白前等含土沙,应着重洗,将土沙洗干净。

3. 泡

质地较硬的,粗根的,木质的,圆个的应泡,泡前应去净杂质,大小粗细分档,大的、粗的在下,小的、细的在上,上压重物,防止漂浮,注入清水漫过药材,泡的时间长短,因药而定,因季节而定。一般来讲,质坚体大应久泡,质松体小短泡,春、冬两季气温低宜久泡,夏、秋两季气温高应短泡,要本着少泡多润的原则,达到软硬适宜,既不伤水,又利于切制之目的。泡药切忌伤水,是保证药效之关键。如大黄应少泡多润,3~4成泡,6~7成闷润,每天用锥子扎,扎透的挑出来,晾挺身切,不透的再闷润,用泡大黄的水闷润,称之为“原汤化原食”。槟榔用缸泡,在缸中立一根碗口粗的圆木棍,以防将缸撑破。泡的品种有白术、白芍、甘草、川芎、黄芪等。

4. 炸

将黄芩去净杂质,大小分档,锅内添足量清水烧开,入黄芩,炸至手握稍软(吃水约1/3),捞出闷润至透,切2mm 片,晒干。黄芩遇冷水色变绿,所以不能用冷水泡。

5. 蒸

玄参、木瓜、川牛膝、红参、天麻等,必须洗净,置笼内蒸透切片,玄参不蒸不黑,木瓜不蒸不红,川牛膝不蒸不油润,红参、天麻不蒸不明亮。瓜蒌,将瓜蒌外皮擦洗干净,置笼内蒸软压扁,及时切薄片破仁,随用随切,既漂亮美观,又防止虫蛀。

6. 煮

川乌、草乌、天南星、半夏,必须用清水浸漂数日,再加所需辅料,煮至内无生心,切片。如半夏宜春秋制,用清水浸漂6天左右,每日换水3次,口尝略有麻舌时,用白矾煮至大个内无生心,切薄片。

延胡索、香附、郁金等,也应用醋水煮透切片。

7. 闷和润

其实是一道工序,做法基本一致。姜保生先生认为盖为闷,敞为润。药材软化时,不能直接泡透,应泡至适宜程度,再反复闷润至透,达到切制的要求。闷润很有技巧,要因药制宜,具备实践真知,古有"切药三分工,闷润七分巧"之说。

8. 切

药材切片的厚薄是有科学依据的,是根据药材不同质地,质坚宜薄,质松宜厚的原则,不是随心所欲,任意胡为的。

极薄片 0.5~1mm,如半夏、红参、鹿茸、附子等。济南地区有"半夏不见边,附子飞上天"之说。

薄片 1~2mm,质坚不易破碎的药材宜之,如乌药、当归、白芍、郁金、黄芩、枳壳、槟榔等。济南地区有枳壳扣鼻式,槟榔、乌药、白芍薄似纸之说。可见切工技术之高超。

厚片 2~4mm,质疏松粉性大的药材宜之,如山药、大黄、泽泻、升麻、木香等。

直片(骨牌片) 2mm,如当归身。

斜片 1~2mm,如人参、天麻、黄芪。2~3mm,如玄参、山药、苏梗(马蹄片)、桑枝、桂枝(瓜子片)、千年健、皂刺(柳叶片)。

细丝 2~3mm,如黄柏、桑枝、厚朴。陈皮 2mm 以下,济南有陈皮一条线之说。

宽丝 10mm,如荷叶、淫羊藿。

段(咀、节) 长段为节(10mm),如白茅根、麻黄。短段为咀(4~5mm),适于全草类药和形态细长,又易于煎出有效成分的药。如荆芥、薄荷、益母草、佩兰、徐长卿、细辛等。

块 有方块与骰子块之分。方块,如杜仲、椿皮。骰子块,如葛根、香橼、阿胶丁。传统制熟大黄、制何首乌、炮姜、制黄精,也用骰子块。

9. 晒、晾干、阴干

这三道工序就是把切好的湿片,根据药材的自身情况,使其干燥。传统干燥方法多用自然干燥,现代干燥也可选择烘箱、烘房等人工干燥方式。

晒干是将切好的湿片,置阳光下,不时翻动,直至干燥,如当归、川芎、白术等。含芳香的药和含糖分的药,应避免暴晒,采用低温干燥,如藿香、薄荷、佩兰、天冬、沙参等。

晾干是将切好的湿片,置通风处使水分缓缓蒸发,直至干燥。如人参、天麻、槟榔等。

阴干将切好的湿片,置阴凉处至干燥,如鹿茸。

一般来说,绝大部分药材,可用晒干法,对于气味芳香,含挥发油或受日光照射易变色、走油、泛糖、以及含黏液质较多的药材,不宜暴晒,应低温干燥。如槟榔见日光变红色,人参、天麻、鹿茸,都不宜见日光。

三、常用中药饮片切制步骤和要求

红参　除去芦头,置笼内加热蒸软,切 1mm 斜片,压平晾干,即得。

大黄　除去杂质,大小分档,浸泡 3~4 成透,捞出,闷润至透,切 2~3mm 片,晾干,即得。

山药　除去杂质,大小分档,浸泡 7 成透,闷润至透,切 2~3mm 片,及时晒干,即得。

川芎　除去杂质,大小分档,用清水洗净,再浸泡 5~6 成透,反复晾晒,闷润至透,找花切 2mm 以下片,晒干,即得。济南地区有川芎"蝴蝶片"之说。

天冬　除去杂质,大小分档,用清水洗净,润透,晾至软硬适度,切 3~4mm 咀,低温干燥,即得。

天花粉　除去杂质,大小分档,浸泡 5~6 成透,闷润至透,切 2mm 片,晒干,即得。

天麻　除去杂质及泛油者,用清水洗净,置笼内蒸软,及时切 1mm 片,压平晾干,即得。

牛膝　除去杂质,洗净润透,去芦头,切 4~6mm 咀,晒干,即得。

玉竹　除去杂质,洗净润透,切 4mm 咀,低温干燥,即得。

沙参　除去杂质及芦头,清水洗净,略润,切 4~5mm 咀,晾晒干,即得。

白术　除去杂质,大小分档,洗净,再浸泡 3~4 成透,闷润至透,找直片的最大片(云字头)切 3mm 片,晒干,即得。济南地区有白术"云字头"片之说。

白芷　除去杂质,大小分档,浸泡 4~5 成透,润透,切 2~3mm 片,低温干燥,即得。

玄参　去净杂质及芦头,大小分档,洗净,置笼内蒸至内无生心,晾挺身,切 2mm 片,低温干燥,即得。

　　生地黄　除去杂质,大小分档,用清水浸泡至表皮皱纹胀起,洗净捞出,闷润至透,切 2~3mm 片,晒干,即得。

　　粉防己　去净杂质,大小分档,浸泡 4~5 成透,稍晾,再润至内外湿度均匀,切 2~3mm 片,晒干,即得。

　　赤芍　去净杂质,大小分档,用清水洗净,再浸泡 4~5 成透,闷润至透,软硬适宜,切 2mm 以下片,晒干,即得。

　　羌活　去净杂质,抢水清洗,润透,切 2~3mm 片,晒干,即得。

　　板蓝根　去残茎及杂质,洗净,润透,切 2mm 片,晒干,即得。

　　瓜蒌皮　去净杂质,洗净,置笼内蒸软,束展平整,打叠成把,切 2mm 丝,晾干,即得。

　　锁阳　去净杂质,洗净,略浸润透,切 2mm 片,晒干,即得。

　　肉苁蓉　挑净杂质,大小分档,洗净,略浸泡,润透,切 2mm 片,低温干燥,即得。

　　香橼　去净杂质,洗净润透,切 4cm×4mm 方咀,晒干,即得。

　　陈皮　去净杂质,抢水洗净,稍润,束展平整,打叠成把,切 2mm 以下丝,晾晒干,即得。济南地区有"陈皮一条线"之说。

　　杜仲　去净杂质,刮去残留栓皮,干切成 1cm×1cm 方咀,即得。

　　木灵芝　去净杂质及木屑,干切成 2~3mm 片。

　　党参　去芦头及杂质,稍洗润透,切 4~5mm 咀,晾晒干,即得(可根据干湿度,亦可干切)。

　　知母　除去杂质,洗净润透,晾挺身,切 2mm 以下片,晾晒干,即得。

　　泽泻　去净杂质,大小分档,浸泡 6~7 成透,反复闷润晾晒,润至内外适宜,湿度均匀,切 2~3mm 片,晒干,即得。

　　桔梗　去净杂质,洗净润透,切 2mm 以下片,晒干,即得。

　　黄精　挑净杂质,洗净稍润,切 4mm 咀,干燥,即得。

　　葛根　挑净杂质,洗净稍润,切 6cm×6mm 方咀,晒干,即得。

　　瓜蒌　除去果柄,洗净,置笼内蒸软压扁,切 2mm 片,破仁,晾干,即得。

　　牡丹皮　去净杂质,抢水洗净,润透,切 2mm 以下片,低温干燥,即得。

　　鹿茸　将鹿茸用白布条缠紧,自锯口处小孔不断灌入热白酒,润透,切 1mm 片压平,阴干,即得。用白酒约 50%。

　　地龙　去净杂质,堆放整齐,均匀喷淋清水,稍润,切 5mm 咀,晒干,即得。

　　鹿角　将鹿角锯成长段,置沸水中煮,水掌握似开非开的程度,起到开水润的作用,趁热切 2mm 片,晒干,即得。

荷叶　除去杂质,干切 5mm 丝,即得。

刺猬皮　去净头足及不带刺的皮,用滑石粉烫至黄色,切成方块,筛去余粉,即得。

橘红　去净杂质,抢水洗净,润透,切 2~3mm 丝片,晒干,即得。

莪术　去净杂质,洗净,锅内添足量清水烧开,加入 20% 米醋,入莪术,醋水浸过 3cm 为宜,文火煮制,保持开锅,不时上下翻动,煮至大个内无生心,醋液吸尽,出锅晾至适度,切 2~3mm 片,晒干,即得。

三棱　除去杂质,大小分档,浸泡 6~7 成透,闷润至透,切 2mm 片,晒干,即得。

干姜　除去杂质,用清水浸泡 4~5 成透,闷润至透,切 2~3mm 片,晒干,即得。

北豆根　除去杂质,浸泡 6~7 成透,闷润至透,切 3~4mm 咀片,晒干,即得。

穿山龙　去净杂质及残茎,浸泡 6~7 成透,闷润至透,切 2mm 片,晒干,即得。

千年健　去净杂质,浸泡 4~5 成透,闷润至透,切 2mm 柳叶片,晒干,即得。

川乌　去净杂质,大小分档,用清水浸泡,每日换水 2~3 次,至内无生心,取出,置锅内加清水煮沸 4~6 小时,取大个及实心者,切开无白心,口尝微有麻舌感,出锅,晾至 6~7 成干,切 2mm 片,晒干,即得。

川牛膝　去净杂质及芦头,洗净,浸泡 4~5 成透,再置笼内蒸软,趁热切 2mm 瓜子片,晒干,即得。

木香　去净杂质,大小分档,浸泡 5~6 成透,闷润至透,切 2~3mm 片,晾晒干,即得。

茜草　去净杂质,用清水洗净,润透,切 2~3mm 片,晒干,即得。

威灵仙　去净杂质,略泡,闷润至透,切 2~3mm 片,晒干,即得。

重楼　去净杂质,大小分档,浸泡 4~5 成透,闷润至透,切 2mm 片,晒干,即得。

天南星　去净杂质,大小分档,用清水浸泡,每日换水 2~3 次,如起白沫时,换水后加白矾(每 100kg 加白矾 2kg),泡一日后,再进行换水,至切开口尝微有麻舌感时,取出,将生姜片、白矾粉置锅内,加适量清水煮沸后,倒入漂制的天南星,煮至大个内无生心时,出锅。除去生姜片,晾至 6 成干,再润至内外湿度均匀,软硬适宜,切 2mm 片,晒干,即得。

每 100kg 天南星,用生姜、白矾各 12.5kg。

独活 去净杂质及泛油变黑者,大小分档,抢水洗净,润透,切 2mm 片,晒干,即得。

前胡 去净杂质及残茎,用清水洗净润透,切 2mm 以下片,晒干,即得。

秦艽 去净杂质,清水洗净,润透,切 2~3mm 片,晒干,即得。

柴胡 去净杂质及残茎,洗净略浸润透,切 2~3mm 片,晒干,即得。

射干 除去杂质,浸泡 5~6 成透,闷润至透,切 2mm 以下片,晒干,即得。

徐长卿 除去杂质,抢水洗净,略润,切 3~4mm 咀片,阴干或低温干燥,即得。

黄芩 除去杂质,大小分档,置沸水中炸 10 分钟,手握稍软时(吃水约占横断面 1/3)捞出,趁热闷润至透,及时切 2mm 片晒干,即得。

黄连 除去杂质及须根,抢水洗净,润透,切 2mm 片,晒干,即得。

麻黄根 去净杂质及残茎,清水洗净,润透,切 2mm 片,晒干,即得。

续断 去净杂质及残茎,洗净,再浸泡 4 成透,闷润至透,切 2~3mm 片,晒干,即得。

紫菀 去净杂质及残茎,用宽水洗净,稍润,切 2~3mm 片,晒干,即得。

升麻 去净杂质,抢水洗净,再浸泡 3~4 成透,闷润至透,切 2~3mm 片,晒干,即得。

丹参 去净杂质及残茎,洗净润透,切 2mm 以下片,晒干,即得。

甘松 除去杂质,清水喷淋,使之受潮,切 3~4mm 咀片,晾干,即得。

甘草 去净杂质及芦头,浸泡 3~4 成透,闷润至透,甘草节切 2mm 片,甘草梢切 3~4mm 片,甘草切 2mm 片,即得。

龙胆 去净杂质,清水喷淋均匀,稍润,切 2~3mm 片,晒干,即得。

白及 去净杂质,大小分档,洗净,浸泡 6~7 成透,闷润至透,切 2mm 片,晒干,即得。

白头翁 除去杂质,清水洗净,闷润至透,切 2~3mm 片,晒干,即得。

白前 除去杂质及残茎,清水洗净润透,切 2~3mm 片,晒干,即得。

白薇 除去杂质及残茎,清水洗净润透,切 2~3mm 片,晒干,即得。

地榆 除去残茎及杂质,洗净,浸泡 4~5 成透,闷润至透,切 2~3mm 片,晒干,即得。

百部 除去残茎及杂质,洗净润透,切 3mm 片,晒干,即得。

当归 除去杂质,清水洗净,润透,晒至内外湿度一致,切 1~2mm 片,晾晒干,即得。

防风 除去残茎及杂质,洗净润透,切 2mm 片,晒干,即得。

苍术 除去残茎及杂质,洗净略泡润透,切 2~3mm 片,晒干,即得。

芦根 除去残茎及须根,洗净泥土,切 10mm 段片,晒干,即得。

虎杖 去净杂质,浸泡 7~8 成透,闷润至透,切 2~3mm 片,晒干,即得。

石斛 除去须根及杂质,洗净润软,切 4mm 咀片,晒干,即得。

仙鹤草 去净杂质及残茎,洗净略润,切 2~3mm 咀片,晒干,即得。

白花蛇舌草 除去杂质及泥土,喷淋清水,稍润,切 2~3mm 咀片,晒干,即得。

半边莲 去净杂质,抢水洗净,沥去水稍晾,切 2~3mm 咀片,晒干,即得。

老鹳草 除去杂质,抢水洗净,稍润,切 3mm 咀片,晒干,即得。

半枝莲 除去杂质,抢水洗净,沥去水,稍晾,切 2~3mm 咀片,晒干,即得。

墨旱莲 除去残茎、泥沙及杂质,洗净稍润,切 2~3mm 咀片,晒干,即得。

伸筋草 除去杂质,洗净稍润,切 2~3mm 咀片,晒干,即得。

紫花地丁 除去杂质,喷淋清水,稍润,切 2~3mm 咀片,晒干,即得。

败酱草 去净杂质,洗净稍润,切 2~3mm 咀片,晒干,即得。

佩兰 去净杂质,抢水洗净,沥去水切 2~3mm 咀片,低温干燥,即得。

金钱草 去净杂质,抢水洗净,沥去水,切 2~3mm 咀片,晒干,即得。

鱼腥草 除去杂质,抢水洗净,沥去水,切 2~3mm 咀片,晒干,即得。

泽兰 除去杂质及根,喷淋清水,稍润,切 2~3mm 咀片,晒干,即得。

细辛 除去杂质及泥土,喷淋清水,稍润,切 2~3mm 咀片,低温干燥,即得。

荆芥 去残茎及杂质,抢水洗净,稍润,切 2~3mm 咀片,晒干,即得。

谷精草 去净杂质及叶鞘,干切 2~3mm 咀片,筛去灰屑,晾干,即得。

鸡冠花 去净杂质及残留的茎叶,干切 2~3mm 段,筛去灰屑,即得。

土荆皮 去净杂质,洗净润透,切 2mm 丝,晒干,即得。

白鲜皮 去净杂质,清水洗净润透,切 2~3mm 片,晒干,即得。

合欢皮 去净杂质,洗净略泡润透,切 3mm 丝片,晒干,即得。

厚朴 去净杂质,刮去粗皮,洗净,润透,切 2~3mm 丝片,晒干,即得。

秦皮 去净杂质,洗净略泡润透,切 3mm 丝片,晒干,即得。

海桐皮 除去杂质,浸泡 6~7 成透,润透,切 3mm 丝片,晒干,即得。

黄柏 除去杂质,抢水洗净,润透,切 3mm 丝片,晒干,即得。

椿皮 除去杂质,刮去粗皮,稍泡润透,切 3mm 丝片,晒干,即得。

天仙藤　去净杂质,略泡润透,切 3mm 咀,晒干,即得。

石楠藤　去净杂质,略泡润透,切 3mm 咀,晒干,即得。

竹茹　去净硬竹皮及杂质,干切 3mm 段片,即得;亦可揉成大小不等的竹茹团。

桑白皮　去净杂质,抢水洗净,润透,切 2~3mm 丝片,晒干,即得。

忍冬藤　去净杂质,洗净稍浸润透,切 2~3mm 咀片,晒干,即得。

鸡血藤　去净杂质,浸泡 4~5 成透,闷润至透,切 2~3mm 片,晒干,即得。

漏芦　去净杂质,洗净润透,切 2~3mm 片,晒干,即得。

莲房　除去残柄,刷去灰屑,干切小块,即得。

藁本　去残茎及杂质,抢水洗净,再喷淋清水,润透,切 2~3mm 片晒干,即得。

木瓜　去净杂质,洗净,置笼内蒸透,及时切 2mm 片,晾晒干,即得。

预知子　去净杂质,抢水洗净,闷润适宜,切 3mm 片,晒干,即得。

大蓟　去净杂质,抢水洗净稍润,切 3mm 咀,晒干,即得。

小蓟　去净杂质,抢水洗净稍润,切 3mm 咀,晒干,即得。

藿香　去净杂质,抖下叶另放,将茎浸泡 3 成透,稍润,切 2~3mm 片,低温干燥,再将叶搓碎,筛去灰屑,与茎拌匀,即得。

马齿苋　去净杂质,抢水洗净,稍润,切 2~3mm 咀片,晒干,即得。

马鞭草　去净杂质及残梗,洗净稍润,切 3mm 咀片,晒干,即得。

木贼　去残茎及杂质,洗净稍润,切 2~3mm 咀片,晒干,即得。

车前草　除去杂质,洗净稍润,切 3mm 咀,晒干,即得。

石韦　除去杂质,洗净稍润,切 3mm 丝,晒干,即得。传统法:切前应刮去毛,洗净再切。

一见喜　除去杂质,洗净稍润,切 2~3mm 片,晒干,即得。

透骨草　除去残茎及杂质,洗净稍润,切 2~3mm 片,晒干,即得。

益母草　除去残梗及杂质,洗净润透,切 2~3mm 咀,晒干,即得。

麻黄　除去杂质,去净麻黄根,干切 3mm 咀,即得。

竹叶　去净杂质及残茎,抢水洗净,切 3mm 咀,晒干,即得。

蒲公英　除去杂质,抢水洗净,沥去水,稍晾,切 2~3mm 咀,晒干,即得。

薄荷　除去老梗及杂质,将叶抖下,茎抢水洗净,稍润,切 2~3mm 咀,晾干,再将叶搓碎,筛去灰屑,掺入梗内拌匀,即得。

瞿麦　除去杂质及残茎,洗净润透,切 2~3mm 咀,晒干,即得。

翻白草　去净杂质,洗净润透,切 3mm 咀,晒干,即得。

紫苏　去净杂质及老梗,抢水洗净,稍润,切 2~3mm 咀,晒干,即得。

鹅不食草 去净杂质及泥土,喷淋清水,稍润,切 2~3mm 咀,晒干,即得。

豨莶草 去净杂质,将叶抖下,茎洗净润透,与叶一起切 2~3mm 咀,晒干,即得。

鹿衔草 去净杂质,洗净稍润,切 3mm 咀,晒干,即得。

萹蓄 去净杂质及残茎,抢水洗净,稍润,切 2~3mm 咀,晒干,即得。

首乌藤 除去杂质,洗净略泡润透,切 2~3mm 片,晒干,即得。

络石藤 去净杂质,略泡洗净润透,切 2~3mm 片,晒干,即得。

猪苓 除去杂质,大小分档,浸泡 4~5 成透,刮净泥沙捡石头,润透,切 2mm 片,晒干,即得。

紫苏梗 去净杂质,浸泡 4~5 成透,稍润,切 2mm 以下马蹄片,晒干,即得。

金果榄 去净杂质及须根,大小分档,浸泡 6~7 成透,晾润至软硬适宜,切 2mm 片,晒干,即得。

狗脊 去杂质及绒毛,略泡闷润至透,切 2~3mm 片,晒干,即得。

贯众 去杂质及残留须根,洗净,略泡,润透,切 2~3mm 片,晒干,即得。

狼毒 去净杂质,洗净稍润,切 2~3mm 片,晒干,即得。

青皮 去净杂质,洗净略泡,闷润至透,切 2mm 片,晒干,即得。

枳实 去净杂质,洗净略泡,闷润至透,切 2mm 以下片,晒干,即得。

瓦松 去净杂质,洗净略润,切 3mm,晒干,即得。

龙葵 去净杂质及泥土,洗净稍润,切 2~3mm 咀,晒干,即得。

地锦草 除去杂质,清水喷淋,稍润,切 2~3mm 咀片,晒干,即得。

郁金 去净杂质,锅内添适量清水烧开,加入 20% 米醋,投入郁金,以醋水浸过 3cm 为宜,文火煮制,保持开锅,不时上下翻动,煮至大个内无生心,醋水吸尽,出锅晾至适宜,切 2mm 片,晒干,即得。

延胡索 除去杂质,锅内添适量清水烧开,加入 20% 米醋,投入延胡索,醋水以浸过 3cm 为宜,文火煮制,保持开锅,不时上下翻动,煮至大个内无生心,醋水吸尽,出锅晾至适宜,切 2mm 片,晒干,即得。

香附 取光香附去净杂质,锅内添适量清水烧开,加入 20% 米醋,入香附,文火煮制,不时上下翻动,煮至大个内无生心,醋水吸尽,出锅晾至适宜,切 2~3mm 片,晒干,即得。

地骷髅 去杂质洗净润透,切 3~4mm 片,晒干,即得。

丝瓜络 去杂质、外皮及种子,干切 5mm 段,即得。

枳壳 去净杂质,洗净略泡,挖去瓢,润透,切 2mm 压片或直片,晒干,即得。

荷梗　去杂质,洗净稍润,切5~6mm段,晒干,即得。

四、饮片切制中的术语

1. 药材软化操作术语

分档　将所切制的药材,按其大小长短,粗细厚薄,分别整理好,便于洗泡和软化,故称为分档。

发泡　质地疏松体轻的药材,经洗润后,因吸收水分大,使药材松泡,俗称发泡。

伤水　药材在洗润过程中,泡润时间过长,吸水过多,切出的片子质量差,这种润药不合要求的操作方法,俗称伤水。

抢水洗　一些全草或芳香性的药材质软,去净杂质后,在水中快洗及时切片,这样操作方法,称抢水洗,如蒲公英等。

个子活　将药材洗净整理后,一个个放在刀床上切,称个子活。如青皮、枳壳等。

把子活　将药材一根根整理好,并用手控住,一把把往刀床上推送切片,称把子活,如黄芪、甘草。

封刀丹皮　丹皮切制传统经验,认为宜在冬季腊月间严冬季节进行切制,因为这时候风向多西北风,气候干燥,切出来的片子,经风吹干,里层及横切面多呈明亮细星点(为针状结晶牡丹酚),颜色粉白(俗称"起粉"),气味香浓,饮片质量比其他季节切制佳,这时年关将至,准备过年,所以叫封刀丹皮。

三分切工七分润工　中药材有松有密,有硬有软,一般要经过洗、泡、闷、润四道工序,使药材软化,方好切制。洗、泡、闷、润这项工作十分重要,技术性强。润的太软粘刀,切片易变形,晒干易翘片;润不透则太硬,切制困难,切片易碎,且易伤刀刃,润药适中,切出片子质量好,工效快,故有"三分切工七分润工"之说。

2. 饮片切制术语

败片　是指切的不符合规格的片子

拖胡须　切的片子相连在一起。原因是刀口不锋利或刀口与刀床不合口所致。容易连刀的药,如黄芪、桑皮、苦参等。

翘片　又叫木耳片,切的片子不平整,向上卷曲,原因是泡的时间过长或切的太薄,或暴烘暴晒干燥收缩不均所致,容易翘片的有:乌药、草薢、土茯苓等。

掉边　又叫掉框,切的片子,皮与中心分离。原因是皮部与木部组织致密程度不同,或因浸泡吸水干燥收缩不匀所致。容易出现脱皮的有郁金、白芍、桂枝、明党参、鹿茸等。

斧头片 切的片子一边厚,一边薄,形似斧头,原因是技术不熟练。

鱼鳞片 切的片子不光滑,粗糙,形似鱼鳞样小斑,原因是药材水润不透。

炸心 同掉框,因药材水润不透,外软内硬,药材的皮质部分与内层组织部分分离后,其髓心随刀切时迸挤出来。如郁金、白芍等。

3. 饮片切制规格形状术语

顶头片 亦称横切片,所切制的饮片是药材横断面的全部形态。其操作方法是:药材在刀床上放平直后再横切,一般分薄片和厚片两种,薄片 1~2mm,多为地下块根及果实类药材,如白附子、天麻、射干、槟榔、革薢等。厚片 2~4mm,多为质不坚实而松脆或粉性大的药材,如苍术、泽泻、大黄、天花粉等。

直片 又称骨牌片或直切片,先将药材去头尾切断,再按药材顺纹纵切,这样的饮片形状肥大美观,纹理细致,并可看到药材的纵切面,便于鉴别药材。但必须手工操作,较费工。如当归身。

斜片 切片时,将浸润的药材与刀口面形成一定的倾斜角度所切制的饮片,斜片的中心纹理别致,此外短小的药材,亦可切成较大的斜片,如玄参、地榆。

马蹄片 又称瓜子片,为斜片的一种,饮片的形状较厚而小,切制的片形似马蹄或瓜子。如紫苏梗(马蹄片)、桔梗、桑枝、藿香梗(瓜子片)。

柳叶片 又称竹叶片,为斜片的一种,饮片的形状薄而长,切制的片形似柳叶,如千年健,皂角刺。

鱼籽片 一些草木茎类的药材,其茎细且药材的性能气分较薄,不宜久煎,一般用纸或荷叶包裹好切细小段,形状似鱼籽样。如麻黄、荆芥。

盘香片 将卷筒状的厚朴,顶头横切,切成薄片。干燥后,像圆盘似的蚊香。

羊耳片 把羊耳状厚朴,切成似羊耳形状,故称羊耳片。

蝴蝶片 又称破花刀,即在川芎切制时,将其表面凹凸处的茎痕或根痕切进去。这样做,不致于碎片多,以减少药材的损耗,切出来的片子大而美观,形似蝴蝶,故有蝴蝶片之称。

4. 济南地区饮片传统切制标准

半夏不见边,附片飞上天,

木通薄如纸,桂枝不落边,

枳壳扣鼻样,陈皮一条线,

紫朴像盘香,川芎蝴蝶片。

第三章 炒法

第一节 清 炒 法

不加辅料炒制药,谓之清炒。

清炒法可分为炒黄、炒焦、炒炭三类。

清炒的目的: ①通过加热,使药材膨胀,鼓起,爆裂,易于捣碎,便于煎出有效成分,如王不留行、牛蒡子、白芥子等。有逢子必炒之说,炒者取其芳香之性。②使药材产生焦香气味,增强健脾胃及消食作用,如焦六神曲、焦山楂、焦白术等。③使药炭化,增强止血作用,如艾叶炭、地榆炭、金银花炭等。④缓和药性,如炒栀子、炒槐米等。⑤降低或除去毒副作用及非药用部位,如苍耳子、草果等。

一、炒黄炮制经验概述

炒制方法: 先将待加工药材挑簸去净杂质,视药材大小做好分档,再箩去灰屑。将炒锅洗刷干净,用文火将锅烧热,(用手贴锅底可感觉手热为宜),投入适量药材,视药材吃火大小,用文火或文中火炒制,要勤翻动,翻均匀,铲铲亮锅底,铲子底下不能偷懒,待炒至表面鼓起或色黄,或色变深,或发出爆裂声,或爆花或部分爆花,闻到香味或固有气味逸出时即得,出锅迅速、干净、利落,摊匀散出热气冷却,再箩去灰屑,挑簸去杂质即得。

常用的炒黄品种: 王不留行(炒爆花)、苍耳子、莱菔子、牛蒡子、白芥子、酸枣仁、牵牛子、决明子、栀子、槐米、槐花、稻芽、谷芽、麦芽、山楂、紫苏子、白扁豆、白芍、冬瓜子、柏子仁、郁李仁、葶苈子、火麻仁、青葙子、草果、白果、海螵鞘、九香虫、水红花子、蜂房。

王 不 留 行

采收季节：夏季种子成熟时，果皮尚未开裂，采割植株，晒干，打下种子，去净杂质，再晒干。

主要产地：河北、山东、山西等地。

质量标准：以粒均匀、饱满、乌黑色、无杂质者佳。

炒制方法：炒王不留行：炒前先挑簸去净杂质，用文中火将炒锅烧热（以撒入药即爆花为火适度），视炒锅大小，入药适量，火候适度，爆花率85%以上，出锅摊晾。

炒制目的：便于煎出药效。

炮制经验：炒药数量适中，火候适度，翻炒均匀，爆花率则高。损耗率5%左右。

验收标准：爆花白，无焦糊，爆花率85%以上。

性味与归经：甘、苦、平。入肝、胃经。

功能与主治：活血通经，下乳消肿。用于乳汁不下，闭经，痛经，乳痈肿痛。

苍 耳 子

采收季节：秋末种子成熟时采集，晒干，除去柄、叶及杂质。

主要产地：山东、江苏、湖北等地。

质量标准：以个大、饱满、色黄、无杂质柄叶者佳。

炒制方法：炒苍耳子：用文中火将炒锅烧热，投入药材，炒至表面鼓起，呈黄色取出，立即用石碾碾去刺，再筝去灰屑，簸挑净杂质即得。用时捣筒破仁。

炒制目的：刺有小毒，炒后便于去刺，易于调剂，便于煎出有效成分。

炮制经验：炒后趁热立即串去刺，否则刺不易去干净。损耗率15%左右。

验收标准：刺除干净，表面鼓起，握之不扎手，无杂质。

性味与归经：辛、苦、温；有小毒。入肺经。

功能与主治：散风通窍，除湿止痛。用于风寒头痛，鼻渊流涕，风湿关节痛。

菟 丝 子

采收季节：秋季种子成熟时，采收植物晒干，打下种子，去净杂质，再晒干。

主要产地：辽宁、吉林、河北、山东等地。

质量标准：以身干、子粒饱满、无土沙杂质为佳。

炒制方法：①炒菟丝子：先将菟丝子宽水淘洗干净晒干。再挑净杂质，筝去灰屑，用文火将锅烧热，入药，炒至微黄有爆裂声，出锅放凉即得。②制菟丝饼:净菟丝子置锅内,加清水浸过 3cm,文火煮制,不断上下翻动,煮至开花吐丝,呈稠粥状时,加入黄酒 15%,面粉 10%,和成糊状,再上下搅动片刻,出锅摊成约 1cm 厚薄饼状,压平,待晾晒至挺身,切成 2cm×3cm 方块,晒干即得。

炮制目的:便于煎出有效成分,以饼优。

炮制经验:该品含土沙较大,必须用葫芦瓢淘洗,方能去净沙土。损耗率 20%~40%,主要视沙土多少。

验收标准:炒菟丝子色略加深,土沙去净,嚼之不牙碜。

性味与归经:甘,温。入肝、肾、脾经。

功能与主治:滋补肝肾,固精缩尿,安胎,明目,止泻。用于阳痿遗精,尿有余沥,腰膝酸软,胎动不安,脾肾虚泻;外治白癜风。

莱 菔 子

采收季节:夏季种子成熟时,采割植株晒干,搓出种子,去净杂质,再晒干。

主要产地:全国各地均产。

质量标准:以种子充实饱满、色黄白、油性大、无杂质者佳。

炒制方法:炒莱菔子,用文火将炒锅烧热,入药,炒至鼓起,颜色变深,嗅到固有气味时,取出放凉,再簸挑净杂质即得,用时捣碎。

炒制目的:生用性燥,功能涌吐风痰;炒后功能下气定喘、消食除胀。

炮制经验:该品炒至鼓起,嗅到出现有萝卜味时即得。损耗率 5% 左右。

验收标准:炒后种子鼓起,色加深,手捻即开,内浅黄白色。如炒后断面深黄色则炒太过。

性味与归经:辛、甘,平。入脾、胃、肺经。

功能与主治:消食除胀,降气化痰。用于饮食停滞,脘腹胀痛,大便秘结,积滞泻痢,痰壅喘咳。

牛 蒡 子

采收季节:秋季种子成熟时采收,以木棒击碎,打下种子,簸去杂质,晒干。

主要产地:吉林、辽宁、黑龙江等地。

质量标准:以粒大、饱满、灰褐色、无嫩子、无杂质者佳。

炒制方法:炒牛蒡子,用文火将锅烧热,入药,炒至表面鼓起,有爆裂声,取出摊晾,再挑簸净杂质,箩去灰屑即得。用时捣碎。

炒制目的:便于煎出有效成分。

验收标准:鼓起,茬口白色,如茬口黄色则炒太过。

炮制经验:文火炒鼓,爆裂声逸出,断面色白。损耗率 6% 左右。

性味与归经:辛、苦,微寒。入肺、胃经。

功能与主治:疏散风热,利咽散结。用于感冒风热,喉痒咳嗽,咽喉肿痛。

白 芥 子

采收季节:夏末秋初种子成熟,采割植株,晒干,打下种子,去净杂质,再晒干。

主要产地:四川、河南、安徽、山东等地。

质量标准:个头均匀,饱满,色黄白,无杂质者佳。

炒制方法:炒白芥子:用文火将炒锅烧热,入药,炒至表面黄色,有香辣味逸出,取出摊晾,再箩去灰屑,挑净杂质即得,用时捣碎。

炮制目的:炒后降低刺激之性,增强温胃祛痰之功,降低辛散解表作用,缓和辛散之性。

炮制经验:该品炒至火候适中时,每粒上有一小白点出现,炒过火即失。损耗率7%左右。

验收标准:表面黄色,有黄火斑点,无焦糊种子。

性味与归经:辛、温。入肺、胃经。

功能与主治:温肺豁痰利气,散结通络止痛。用于寒痰咳嗽,胸胁胀痛,痰滞经络,关节麻木,疼痛,痰湿流注,阴疽肿痛。

酸 枣 仁

采收季节:秋后果实成熟时采收,除去枣肉种皮,取核仁晒干。

主要产地:山东、河北、河南、陕西等地。

质量标准:种仁成实饱满,红棕色,无核壳、无杂质者佳。

炒制方法:炒酸枣仁:将炒锅洗刷干净,用文火将锅烧热,入药,翻炒至表面鼓起,颜色变深,断面白色即得。再箩去灰屑,挑净杂质,用时捣碎。

炒制目的:增强安神睡眠作用。有熟者好睡、生者不眠之说。

炮制经验:炒至鼓起,色深红棕,嗅到固有气味,即为合格。损耗率约3%。

验收标准:表面鼓起,深红棕色,断面白色,略带火斑,无焦糊仁、无核壳。

性味与归经:甘、酸,平。入心、肝、胆、脾经。

功能与主治:养心安神,益阴止汗,用于虚烦不眠,惊悸多梦,体虚多汗,津伤口渴。

牵 牛 子

采收季节:秋季种子成熟时采收,打下种子,去净杂质,晒干,应黑、白分开。

质量标准:种子成实饱满、黑白分开、无杂质者佳。

炮制方法:炒牵牛子:用文火将锅烧热,入药,炒至鼓起,带焦斑,有香气逸出时,取出放凉即得。再箩去灰屑,挑净杂质,用时捣碎。

炮制目的:缓和药性,便于煎出药效。

炮制经验:用文火炒制,表面圆鼓,注意不要火太大,火大外不鼓断面即焦糊。损耗率7%左右。

验收标准:表面鼓起,带焦斑,断面色略深,无焦糊味。

性味与归经:苦、寒;有小毒。入肺、肾、大肠经。

功能与主治:泻火通便,消痰涤饮,杀虫攻积。用于水肿胀满,二便不利,痰饮积聚,虫积腹痛。

决 明 子

采收季节:秋季种子成熟时采收,打下种子,去净杂质,晒干。

主要产地:安徽、四川、浙江、山东等地。

质量标准:以种子成实饱满,无杂质、无霉变者佳。

炒制方法:炒决明子:用文火将锅烧热,入药,炒至表面鼓起,色略变深,取出摊晾,再箩去灰屑,去净杂质,用时捣碎。

炒制目的:便于煎出有效成分。

炮制经验:该品为炒香炒鼓,炒过香味易失。损耗率7%左右。

验收标准:表面鼓起,色略变深,无焦糊种子,无杂质。

性味与归经:甘、苦、咸、微寒。入肝、肾经。

功能与主治:清肝益肾,降压通便。用于风热所致的目赤肿痛,头痛眩晕,大便秘结及高血压。

栀 子

采收季节:夏秋季果实成熟时采收晒干。

主要产地:江西、浙江、湖南、福建等地。

质量标准:以个小均匀,色红身干,无霉变、无杂质者佳。

炒制方法:炒栀子:先将栀子个簸挑去杂质,粉碎成颗粒状,过中眼筛,用文火炒至挂黄火色即得。

炒制目的:缓和其寒性。

炮制经验:栀子不能炒个子,必须粉碎后炒,方能保证药效。损耗率5%左右。

验收标准:挂火色,无焦仁。

性味与归经:苦、寒。入心、肝、肺、胃、三焦经。

功能与主治:泻火除烦,泻热利湿,凉血止血。用于热病,热郁胸脘,心烦不安,目赤肿痛,湿热黄疸,热淋尿血,吐血,衄血。

槐 米

采收季节：夏季花蕾形成时采摘，除去枝柄及杂质，取净米晒干。

主要产地：河北、山东等地。

质量标准：以花蕾饱满整齐、色黄绿、无枝梗者佳。

炒制方法：炒槐米：用文火将锅烧热，入药，炒至金黄色出锅放凉，再箩去灰屑，挑净杂质即得。

炒制目的：减缓苦寒之性。

炮制经验：损耗率6%左右。

验收标准：色金黄，无杂质，无焦糊米。

性味与归经：苦，寒。入肝、大肠经。

功能与主治：凉血止血，清肝泻火，用于便血，痔血，血痢，崩漏，肝热目赤，头痛眩晕。

槐 花

采收季节：夏季花开时采收，除去杂质，晒干。

主要产地：河北、山东等地。

质量标准：以色金黄，花朵整齐，无霉变，无杂质者佳。

炒制方法：炒槐花：先挑净杂质，箩去灰屑，微文火将锅烧热，入药，炒至深黄色，取出放凉，再箩去灰屑即得。

炒制目的：缓和药性。

炮制经验：炒该品用微文火炒，否则，易炒焦糊。损耗率10%左右。

验收标准：色深黄，无焦糊花，干净。

性味与归经：苦，微寒。入肝、大肠经。

功能与主治：凉血止血，清肝泻火。用于肠风便血，痔血，赤白痢疾，肝热目赤。

稻 芽

采收季节：本品为稻谷成熟品经发芽而成。

主要产地：全国各地均产。

质量标准：以黄色，有幼芽，颗粒均匀，无霉变，无杂质者佳。

炒制方法：炒稻芽：用文火将炒锅烧热，入药，炒至黄色，见有部分爆成白花者，出锅放凉，再箩去灰屑，挑净杂质即得。

炒制目的：增强消食作用。

炮制经验：损耗率5%左右。

验收标准：黄火色均匀，有爆花，无焦糊稻芽，无杂质。

性味与归经:甘,温。入脾、胃经。

功能与主治:和中消食,健脾和胃。用于食积不消,腹胀口臭,脾胃虚弱,不饥食少。炒稻芽,偏于消食,用于不饥食少。

谷 芽

采收季节:粟的成熟果实经发芽而成。

主要产地:全国各地均产。

质量标准:以色黄白、有幼芽,颗粒均匀,无霉变,无杂质者佳。

炒制方法:炒谷芽:用文火将锅烧热,入药,炒至表面黄色,带有黄火斑时,出锅放凉,箩去灰屑,挑净杂质即得。

炒制目的:增强消食作用。

炮制经验:损耗率 5% 左右。

验收标准:表面黄色,带火斑,无杂质。

性味与归经:甘,平。入脾、胃经。

功能与主治:消食和中,健脾开胃。用于食积不消,腹胀口臭,脾胃虚弱,不饥食少。炒谷芽偏于消食,用于不饥食少。

麦 芽

采收季节:成熟的大麦经发芽而成。

主要产地:全国各地均产。

质量标准:以芽完整,色淡黄,无结块、无杂质者佳。

炒制方法:炒麦芽:先将麦芽挑净杂质,有结块搓开,用文火将锅烧热,入药,炒至表面鼓起,呈黄色,发出爆裂声时,出锅摊开放凉,再箩去灰屑。

炒制目的:增强消食作用。

炮制经验:大麦在发芽时,结块在所难免,因此在炒前,有结块揉开,成品效果好。炮制经验:损耗率 6% 左右。

验收标准:色黄鼓起带火斑,无杂质灰屑。

性味与归经:甘,平。入脾、胃、肝经。

功能与主治:行气消食,健脾开胃,退乳消胀。用于食积不消,脘腹胀痛,脾虚食少,乳汁郁积,乳房胀痛,妇女断乳。炒麦芽行气消食回乳,用于食积不消,妇女断乳。

山 楂

采收季节:秋季果实成熟时采摘,鲜切片,晒干。

主要产地:山东、河北等地。

质量标准:以片大、外红内白,无虫蛀片,含核少,无杂质者佳。

炒制方法：炒山楂：先挑净杂质，筛去脱落果核，用文火将锅烧热，入药，炒制带焦斑时，出锅冷却即得。

炒制目的：增强消食作用。

炮制经验：山楂片核少为佳。该品是一药两味，核与肉功效各异。损耗率5%左右。

验收标准：带焦斑，核少。

性味与归经：酸、甘，微温。入脾、胃、肝经。

功能与主治：消食健脾，行气散瘀。用于肉食积滞，胃脘胀满，泻痢腹痛，瘀血闭经，产后瘀血，心腹刺痛，疝气疼痛，高脂血症。

紫 苏 子

采收季节：秋季种子成熟时采收，割收全棵或果穗，晒干，打下种子，去净杂质晒干。

主要产地：湖北、河南、山东、河北等地。

质量标准：以颗粒成实饱满，无杂质、无白苏子者佳。

炒制方法：炒紫苏子：用文火将锅烧热，入药，炒至鼓起色变深，有香气逸出时，出锅摊匀放凉，箩去灰屑，挑净杂质，用时捣碎。

炒制目的：缓和药性，便于煎出药效。

炮制经验：生苏子色灰黑，炒至色泽变深，香气逸出，即为合格。损耗率5%左右。

验收标准：炒后色紫，香气浓，无杂质。

性味与归经：辛，温。入肺、大肠经。

功能与主治：降气消痰，平喘润肠。用于痰壅气逆，咳嗽气喘，肠燥便秘。

白 扁 豆

采收季节：秋季老熟时采收，去荚晒干。

主要产地：河南、安徽、湖南等地。

质量标准：以颗粒均匀，饱满，色白，无瘪种仁，有白眉，无杂质者佳。

炒制方法：炒扁豆：用文火将锅烧热，入药，炒至表面黄色带焦斑时，出锅放凉，再簸挑去杂质，用时捣碎。

炒制目的：增强健脾化湿作用。

炮制经验：该品燀制去皮为好，仁与皮是一物两药用部位，皮多用于暑湿吐泻、腹泻等。损耗率3%左右。

验收标准：黄色带焦斑，干净。

性味与归经：甘，微温。入脾、胃经。

功能与主治:健脾化湿,和中消暑。用于脾胃虚弱,食欲不振,大便溏泻,白带过多,暑湿吐泻。

白 芍

采收季节:夏秋二季采挖,洗净,除去头尾及须根,置沸水中煮透,捞出,放凉水中浸泡,刮去外皮,晒干。

主要产地:浙江、安徽。

质量标准:以片大均匀、质坚实、粉性足,表面洁净者佳。

炒制方法:炒白芍:用文火将锅烧热,入药,炒至表面黄色,带火斑,出锅放凉,再簸去灰屑,挑净杂质即得。

炒制目的:缓和药性,增强疏肝和胃止痛作用。

炮制经验:本品应为清炒,也有用麸皮炒黄的。损耗率3%左右。

验收标准:表面黄色,火斑均匀,无焦糊片。

性味与归经:苦、酸、微寒。入肝、脾经。

功能与主治:平肝止痛,养血调经,敛阴止汗。用于头痛眩晕,胁痛腹痛,月经不调,自汗,盗汗等症。

冬 瓜 子

采收季节:食用时收集成熟种子晒干。

主要产地:全国各地均产。

质量标准:以色白粒大饱满,双边者佳。

炒制方法:炒冬瓜子:用文火将锅烧热,入药,炒至表面黄色,火斑均匀,取出放凉,再箩去灰屑,去净杂质,用时捣碎。

炒制目的:增强醒脾开胃利湿作用。生用化痰排脓、利水消肿。

炮制经验:该品不吃火,要掌握控制火候,以免炒糊,炒前锅洗刷干净,以免药被污染。损耗率4%左右。

验收标准:黄色,火斑均匀,无焦糊子。

性味与归经:甘、凉。入肺、肝、小肠经。

功能与主治:清热化痰,消痈利水。用于痰热咳嗽,肺痈,肠痈,淋病,水肿,脚气。

柏 子 仁

采收季节:秋冬二季采收成熟种子,晒干,除去种皮,取净仁。

主要产地:山东、河南、河北等地。

质量标准:以粒饱满、色黄白、油性大,不泛油,无皮壳,无杂质者佳。

炒制方法:炒柏子仁:用文火将锅烧热,入药,文火微炒至表面黄色有香气逸出,出锅摊晾冷却,挑净杂质即得。

炒制目的:缓和药性。

炮制经验:微火炒,火候不宜过大,以免焦糊。损耗率4%左右。

验收标准:色黄香气逸出,干净。

性味与归经:甘、平。入心、肾、大肠经。

功能与主治:养心安神,止汗润肠。用于虚烦失眠,心悸怔忡,阴虚盗汗,肠燥便秘。

郁 李 仁

采收季节:夏秋二季采收成熟果实,除去果肉及核壳,取出种子,晒干。

主要产地:东北、内蒙古、河北、山东。

质量标准:以粒成实饱满、完整、色黄白,无杂质者佳。

炒制方法:炒郁李仁:用文火将锅烧热,入药,炒至色变深,有香气逸出,取出放凉,再挑净杂质,用时捣碎。

炒制目的:缓和药性,生品力猛。

炮制经验:损耗率3%左右。

验收标准:色变深,有香气,无焦糊仁。

性味与归经:辛、苦、甘,平。入脾、大肠、小肠经。

功能与主治:润燥滑肠,下气,利水。用于津枯肠燥,食积气滞,腹胀便秘,水肿,脚气,小便不利。

葶 苈 子

采收季节:夏季种子成熟时,采割植株,晒干,搓出种子,去净杂质,再晒干。

主要产地:南葶苈子,又名甜葶苈子,产于江苏、山东等地(本地用)。北葶苈子,又名苦葶苈子,产于河北、辽宁、内蒙古等地。

质量标准:以子粒均匀充实,色浅棕,无泥土,无杂质者佳。

炒制方法:炒葶苈子:用文火炒至鼓起,有爆裂声并有香气逸出时,出锅放凉。再箩去灰屑,去净杂质即得。宜包煎。

炒制目的:缓和药性,免伤肺气,宜炒用。

炮制经验:该品遇水发黏,不能淘洗。损耗率4%左右。

验收标准:色略深,闻之有香气,干净。

性味与归经:辛、苦,大寒。入肺、膀胱经。

功能与主治:泻肺平喘,行水消肿。用于痰涎壅肺,喘咳痰多,胸胁胀满,不得平卧,胸腹水肿,小便不利,肺源性心脏病水肿。甜者性缓,苦者性急。

火 麻 仁

采收季节：秋季白露至霜降为采摘期，去外壳，取净仁。

主要产地：辽宁、吉林、黑龙江等地。

质量标准：以色黄，无皮壳，整齐饱满者佳。

炒制方法：炒火麻仁：用文火将锅烧热，入药，炒至挂火色有香气逸出时，取出放凉即得。

炒制目的：增强滋脾阴润肠燥作用。

炮制经验：损耗率 3% 左右。

验收标准：挂火色，有炒制香气。

性味与归经：甘，平。入脾、胃、大肠经。

功能与主治：润肠通便。用于血虚津亏，肠燥便秘。

青 葙 子

采收季节：秋季果实成熟时，摘取果穗，搓出种子，除去杂质，晒干。

主要产地：全国大部地区均产。

质量标准：以子粒成实，色黑光亮，无杂质者佳。

炒制方法：炒青葙子：用文火炒至有爆裂声，嗅到固有香气时，出锅摊匀冷却，再笤去灰屑，挑净杂质即得。

炒制目的：缓和药性，便于煎出有效成分。

炮制经验：损耗率 3% 左右。

验收标准：出现部分爆花并有炒的气味。

性味与归经：苦，微寒。入肝经。

功能与主治：清肝，明目，退翳。用于肝热目赤，眼生翳膜，视物昏花，肝火眩晕。

草 果

采收季节：秋季果实成熟时采收，除去杂质，晒干。

主要产地：云南、广西。

质量标准：以身干、个大、饱满颗粒、均匀，色红棕，无破裂，气味浓者佳。

炮制方法：炒草果：取带皮草果、簸挑去杂质，用中武火将锅烧热，入草果，炒至鼓气，皮呈焦褐色出锅，立即用石碾去皮，取净仁即得。

炮制目的：除去非药用部位，增强药效。

炮制经验：去皮损耗 30%~35%，炒后应趁热立即去皮，不能过夜，否则影响去皮效果，更不能不炒而生品去皮；炒制后缓和草果药性。

性味与归经：辛，温。入脾、胃经。

功能与主治：燥湿温中,除痰截疟。用于寒湿内阻,脘腹胀痛,痞满呕吐,疟疾寒热。

白　果

采收季节：秋季果实成熟时采收,除去肉质外皮,洗净,稍蒸或略煮后,烘干,即为白果,再除去硬壳,即为白果仁。

主要产地：广西、四川、山东等地。

质量标准：以个大均匀,洁白饱满,种仁不霉变者佳。

炒制方法：炒白果:先将锅洗刷极干净。用文火将锅烧热,入药,炒至表面黄色,闻到固有气味时,出锅放凉,再簸挑净杂质即得,用时捣碎。

炒制目的：炒后降低毒性,增强敛涩作用。

炮制经验：该品色白易污染,炒锅一定要洗刷干净,绝不能污染。损耗率2%左右。

验收标准：色黄白、带火斑,不污染。

性味与归经：甘、苦、涩、平;有小毒。入肺经。

功能与主治：敛肺定喘,止带浊,缩小便。用于痰多喘咳,带下白浊,遗尿尿频。

海　螵　鞘

采收季节：收集乌贼鱼骨状内壳,洗净,晒干。

主要产地：我国沿海地区均产。

质量标准：以干燥体大、色白、完整、洁净者佳。

炒制方法：炒海螵鞘:将海螵鞘剁成方块,脱落硬皮去掉,用文火将锅烧热,入药,炒至表面挂火色带焦斑时,取出即得,用时捣碎。

炒制目的：增强敛湿作用。

炮制经验：损耗率5%左右。

验收标准：方块色白,带火焦斑。

性味与归经：咸、涩、温。入肝、肾经。

功能与主治：收敛止血,涩精止带,制酸,敛疮。用于胃痛吞酸,吐血、衄血,崩漏,便血,遗精滑精,赤白带下,溃疡病。外治损伤出血,疮多脓汁。

九　香　虫

采收季节：每年11月至次年3月前捕捉,置适宜容器内。用酒少许将其闷死,阴干。

主要产地：云南、四川、贵州等地。

质量标准：以个均匀、色棕褐,油性大,无虫蛀、无杂质者佳。

炒制方法: 炒九香虫:用文火炒至色略深,有固有气味逸出时,出锅放凉,挑净杂质。

炒制目的: 炒后产生香气,矫味。

炮制经验: 损耗率6%左右。

验收标准: 略见火斑,有固有气味。

性味与归经: 咸,温。入肝、脾、肾经。

功能与主治: 理气止痛,温中助阳。用于胃寒胀痛,肝胃气痛,肾虚阳痿,腰膝酸痛。

蔓 荆 子

采收季节: 秋季种子成熟时采收,去净杂质,晒干。

主要产地: 山东、江西、浙江等地。

质量标准: 以个大粒匀,饱满,无霉变,无杂质者佳。

炒制方法: 炒蔓荆子:用中火将炒锅烧热,入药,炒至灰白宿萼呈焦黄色,喷淋清水少许,立即出锅,摊开散出热气,不时翻动,至热气散尽,冷却后,再去灰屑,去净杂质即得。

炒制目的: 减缓辛散之性,使之上清头目。

炮制经验: 该品属炒黄,即将灰白宿萼炒至焦黄色。损耗率15%~20%。

验收标准: 宿萼焦黄色,炒至均匀。

性味与归经: 辛、苦,微寒。入膀胱、肝、胃经。

功能与主治: 疏散风热,用于风热感冒,头痛眩晕,目昏多泪等症。

水 红 花 子

采收季节: 秋季果实成熟时割取果穗,晒干,打下种子,去净杂质,再晒干。

主要产地: 江苏、辽宁、黑龙江等地。

质量标准: 以籽粒饱满,个大,色红黑,无杂质者佳。

炒制方法: 炒水红花子:用文火将锅烧热。入药,炒至鼓起,有部分爆白花并有香气逸出时,取出摊匀冷却,筹去灰屑,挑净杂质即得。

炒制目的: 缓和药性,便于煎出有效成分。

炮制经验: 损耗率5%左右。

验收标准: 表面鼓起,部分爆白花。

性味与归经: 咸,微寒。入肝、胃经。

功能与主治: 散血消癥,消积止痛。用于癥瘕痞块,瘿瘤肿痛,食积不消,胃脘胀痛。

蜂　房

采收季节：秋、冬二季采收，略蒸，杀死虫卵，除去死蜂、死蛹，晒干。

主要产地：全国大部分地区均产。

质量标准：以体轻，略有弹性者佳。质酥脆或坚硬者不可供药用。

炒制方法：炒蜂房：将蜂房块用文火炒至焦褐色时取出，放凉即得。

炒制目的：缓和药性。

炮制经验：损耗率 15% 左右。

验收标准：焦褐色，色泽均匀，无炭化。

性味与归经：甘，平。入胃经。

功能与主治：祛风，攻毒，杀虫，止痛。用于龋齿牙痛，疮疡肿毒，乳痈，瘰疬，皮肤顽癣，鹅掌风。

二、炒焦炮制经验概述

炒焦炮制方法：将锅洗刷干净，用中火将炒锅烧热，入药，要勤翻动，翻均匀，铲铲亮锅底，铲子底下不能偷懒，视药材用火，用火要恰当，炒至表面焦黄色或焦褐色，断面黄色或淡黄色即得，出锅迅速干净利落，摊匀散出热气。有的药炒前需要大小分档，如白术，大黄，神曲等，有的药出锅前要喷淋清水，如神曲，视情况而定。

注意事项：炒焦的药热度高，出锅后，必须摊匀散出热气，不时搅翻一下，全热气散尽。同时，也不能当日分装或入库，以防意外。

炒焦的品种：白术，槟榔，神曲，麦芽，山楂，白芍，谷芽，稻芽，栀子，酸枣仁，炮姜。

白　术

采收季节：冬季下部叶枯黄，上部叶变脆时采挖，除去叶茎，泥沙，烘干，再除去须根。

主要产地：浙江、湖南、湖北等地。

质量标准：以片肥大色白，黏性足，棕眼明显，无油片者佳。

炒制方法：焦白术：先将白术片挑净杂质，大小分档，碎片箩去灰屑。用中火将炒锅烧热，入药，视情况，中武火并用，炒至表面焦褐色，断面黄色，出锅摊匀散出热气放凉即得。

炮制目的：去其燥性，增强健脾和胃作用。

炮制经验：损耗率 15%~20%。

验收标准：表面焦褐色，断面黄色，翻炒均匀，无焦黑片。

性味与归经：苦、甘，温。入脾、胃经。

功能与主治：健脾益气，燥湿利水，止汗安胎。用于脾虚食少，腹胀泄泻，痰饮眩悸，水肿自汗，胎动不安。

槟　榔

采收季节：冬春二季，果实成熟时采收，剥去果皮(大腹皮)晒干。

主要产地：海南、台湾。

质量标准：以个大成实饱满，体重坚实，无破裂者佳，片以大色白，无红色，无碎片。

炮制方法：焦槟榔片：将槟榔片挑去杂质，大小分档，碎片笋去灰屑，用中火将锅烧热，入药，炒至表面焦黄色，出锅摊开散出热气冷却即得。

炮制目的：增强消食导滞作用，用于食积不消，痢疾。

炮制经验：该品片薄，宜用中火。损耗率25%~30%。

验收标准：焦黄色，色泽均匀，无炭化片。

性味与归经：苦、辛，温。入胃、大肠经。

功能与主治：杀虫消积，降气行水，截疟。用于绦虫、蛔虫、寸白虫病，虫积腹痛，积滞泻痢，里急后重，水肿脚气，疟疾等。

六　神　曲

采收季节：本品为鲜辣蓼，鲜青蒿，鲜苍耳草，苦杏仁，赤小豆与全麦粉发酵而成的曲剂，故称六神曲。以夏季麦收季采制。

主要产地：全国各地均可生产。

质量标准：以黄棕色，小方块，具香气，无虫蛀者佳。

炒制方法：焦六神曲：先筛出碎曲分炒，用中火将炒锅烧热，入药，中武火交叉用，炒至表面焦褐色，断面黄色，喷淋少许清水，出锅摊开，散出热气，不时翻动至热气殆尽，碎曲炒后掺入即得。

炮制目的：增强止泻作用。

炮制经验：损耗率25%左右。

验收标准：焦色均匀，外焦褐色内黄色。

性味与归经：甘、辛，温。入脾、胃经。

功能与主治：健脾和胃，消食调中。用于饮食停滞，胸痞腹胀，呕吐泻痢，小儿腹大坚积。

干　姜

采收季节：9—11月，当叶茎萎黄时，掘其根茎，除去须根及泥沙，赶鲜切片，晒干。

主要产地：四川、山东。以川产者佳。习称川干姜。

质量标准：以身干色黄白，黏性足，无干瘦者佳。

炮制方法：①炮干姜：最好切方咀为好。用干姜片炮制效果不如方咀。用中火将锅烧热，中武火交替用，炮至表面焦褐色，断面深黄色，膨胀鼓起，手捏有弹性，喷淋清水少许，出锅摊开散出热气，不时翻动至热气散尽，晾干即得。②干姜炭：用中武火炮至焦黑色，喷淋清水，出锅推开，散出热气至殆尽，晾干。

炮制目的：治虚寒性吐血，便血。

炮制经验：炮干姜应用方咀，膨胀鼓起呈圆球形，效果佳。该品属炮法，因仅此一种，用火与焦相仿，故列入炒焦方法。干姜炭，炒火色泽略大于炮姜即得。损耗率炮干姜 35%~40%，干姜炭 40%~45%。

验收标准：炮干姜焦褐色，断面黄色，膨胀鼓起，有弹性，炮制色匀。干姜炭，色焦黑，无灰化片。

性味与归经：干姜，大辛，大热。入心、脾、胃、肺经。炮姜：苦，温。即生之则辛，炮之则苦。

功能与主治：干姜温中回阳，温肺化痰。用于脾胃阳虚，四肢厥冷，脘腹冷痛，呕吐泄泻，寒饮喘咳等症。炮姜散烈之性已减弱，功能温经止血，用于虚寒性吐血，便血，崩漏等。

麦　芽

采收季节：成熟的大麦，经发芽而成。

主要产地：全国各地均产。

质量标准：以芽完整，色淡黄，无结块，无杂质者佳。

炮制方法：焦麦芽：挑去杂质，有结块搂开，用中火将炒锅烧热，入药，中武火交替用，炒至爆声将尽，喷淋清水少许，立即出锅，摊开散出热气，不时翻动，至热气散尽，冷却后，再箩去灰屑即得。

炮制目的：增强消积作用。

炮制经验：该品炒至爆声将尽即得。损耗率 25% 左右。

验收标准：表面焦褐色，炒制色泽均匀。

性味与归经：甘，平。入脾、胃、肝经。

功能与主治：行气消食，健脾开胃，退乳消胀。用于食积不消，脘腹胀痛，脾虚食少，乳汁郁积，乳房胀痛，妇女断乳。焦麦芽消食化滞，用于食积不消，脘腹胀痛。

山　楂

采收季节：秋季果实成熟时采摘，鲜切片，晒干。

主要产地：山东、河北、河南等地。

质量标准：以片大，外红内白，核少，无虫蛀片，无杂质者佳。

炮制方法：焦山楂：去净杂质，筛去脱落的果核，用中火将炒锅烧热，入药，中武火交替用，炒至表面焦褐色，断面黄色，出锅摊开，散出热气，不时翻动，至热气散尽，冷却即得。

炮制目的：增强消食止痢作用。

炮制经验：损耗率 25% 左右。

验收标准：外表焦褐色，断面黄色，炒制均匀，无炭化片。

性味与归经：酸、甘，微温。入脾、胃、肝经。

功能与主治：消食健胃，行气散瘀。用于肉食积滞，泻痢腹痛，瘀血经闭，疝气痛，高脂血症。焦山楂消食导滞作用增强，用于肉食积滞，泻痢不爽。

白 芍

炒制方法：焦白芍：挑簸去净杂质，如片大小不匀，必须大小分档，用中火将炒锅烧热，入药，炒至表面焦褐色，断面黄色，出锅摊开，散出热气，不时翻动，至热气散尽，冷却后，再箩去灰屑即得。

炮制目的：止血。

炮制经验：损耗率 20% 左右。

验收标准：表面焦褐色，断面黄色，色泽均匀。

谷 芽

炒制方法：焦谷芽：挑净杂质，用中火炒至表面焦黄色，出锅摊开，散出热气，不时翻动，至热气散尽，冷却后，再箩去灰屑即得。

炮制目的：增强消积作用，焦谷芽善化积滞，用于积滞不消。

炮制经验：损耗率 25% 左右。

验收标准：表面焦黄色，色泽均匀。

稻 芽

炒制方法：焦稻芽：挑去杂质，用中火将炒锅烧热，入药，炒至表面焦黄色，出锅摊开，散出热气，不时翻动，至热气散尽，冷却后，再箩去灰屑即得。

炮制目的：增强健脾开胃消积作用。

炮制经验：损耗率 22% 左右。

验收标准：表面焦黄色，色泽均匀。

功能与主治：焦稻芽善化积滞，用于积滞不消。

栀 子

炒制方法：焦栀子：将栀子个簸挑净杂质，用石碾压碎，过中眼筛筛下，再用紧眼筛分档,用中火将炒锅烧热,入药,炒至表面焦褐色,出锅摊开,散出热气,不时翻动,散出热气,冷却即得。

炮制目的:止血。

炮制经验:损耗率25%左右。

验收标准:表面焦褐色,色泽均匀。

酸 枣 仁

炒制方法:焦酸枣仁:将酸枣仁去净杂质,用中火将炒锅烧热,入药,炒至表面焦黄色,出锅摊开,散出热气,不时翻动,至热气散尽即得。

炮制目的:缓和药性,增强安眠作用。

炮制经验:损耗率22%左右。

验收标准:表面焦黄色,色泽均匀。

三、炒炭炮制经验概述

炒炭炒制方法:先将所炒的药,挑净杂质,箩去灰屑,大小分档,用武火将锅烧热,投入药材,要勤翻动,翻均匀,铲铲亮锅底,铲子底下不能偷懒,炒至表面焦黑色或黑色,断面深黄色或焦褐色。从烟上来判断,炒至冒黄烟或浓黄烟;从手感来判断,感觉到铲子底下轻松时,喷淋清水,压住热气,立即出锅,摊开散热,不时翻动,至热气散尽,冷却即得。

注意事项:①炒炭药,火势猛,若遇明火,必须立即喷水熄灭,否则影响质量。②炒炭"存性"是关键,不能完全炭化,更不能灰化。③炭药炒好出锅前,视情况喷淋清水,压住热气,立即出锅,摊开散热,不时翻动,至热气散尽,晾晒干后方可入库。④艾叶炭炒好后,出锅立即过菊花筛筛下,灭绝火源。蒲黄炭要炒前过筛,搓开结块,炒后过筛,搓开结块,灭绝火源。该二药古有炒后七日反火之说,炒后过筛,灭绝了火源。杜绝了此情况,这是实践得出的结论。

炒炭的品种:金银花、红茜草、陈皮、白茅根、菊花、荆芥、荆芥穗、石榴皮、乌梅、地榆、卷柏、侧柏叶、小蓟、大蓟、藕节、蒲黄、艾叶、椿皮、黄柏、当归、大黄、贯众、香附、黄芩、槐角、槐花等。

金 银 花

采收季节:夏初采收花蕾,阴干或烘干。

主要产地:河南、山东等地。

质量标准:色黄绿,无开头,叶极少,身干无杂质者佳。

炒制方法:①金银花炭:挑净杂质,用中火将炒锅烧热,投入药材,炒至焦黄色时,喷淋清水少许,出锅摊开,散出热气,不时翻动,至热气散尽,晾干即得。②炒金银花:用文火炒至略挂火色即得。

炮制目的:缓和寒性,炒炭止血,止痢。

炮制经验:炒炭要控制火候,以免炭化。金银花炭损耗率45%,炒金银花损耗率8%。

验收标准:炒金银花,挂火色,无焦糊花。金银花炭焦黄色,无炭化花,色泽均匀。

性味与归经:甘,寒。入肺、心、胃经。

功能与主治:清热解毒,凉散风热。用于痈肿疔疮,喉痹丹毒,热毒血痢,风热感冒,温病发热等症。

红 茜 草

采收季节:春、秋二季采挖,除去茎苗,去净泥土及须根,晒干。

主要产地:陕西、河北、山东等地。

质量标准:以条粗长,外皮红棕色,断面黄色,无杂质者佳。

炒制方法:①红茜草咀:去净杂质,洗净,润透,切4~5mm咀片,晒干。②红茜草炭:挑净杂质,箩去灰屑,大小分档,用中火将锅烧热,入药,炒至表面焦褐色,喷淋清水,出锅摊开,散出热气,冷却即得。再箩去灰屑。

炮制目的:止血。

炮制经验:损耗率40%左右。

验收标准:表面焦褐色或焦黑色,无炭化。

性味与归经:苦、微酸,凉。入肝经。

功能与主治:凉血,止血,祛瘀,通经。用于吐血,衄血,崩漏,外伤出血,经闭瘀阻,关节痹痛,跌打肿痛。茜草炭止血,用于吐血,崩漏。

陈 皮

采收季节:冬季果实成熟时,收集果皮,晒干。以陈者佳,故称陈皮。

主要产地:四川、浙江、广东等地。

质量标准:以瓣大,整齐,色鲜艳,质柔软,气香浓,无杂质者佳。

炒制方法:陈皮炭:将陈皮个瓣成小方块,大小块均匀,中火将锅烧热,入药,炒至表面焦褐色,喷淋清水,出锅摊开,散出热气,冷却即得。

炮制目的:止血。

炮制经验:炒炭用陈皮个,不要用陈皮丝,易炭化。损耗率40%左右。

验收标准:焦褐色,无炭化,色均匀。

性味与归经:辛、苦,温。入脾、肺经。

功能与主治：理气健脾,燥湿化痰。用于胸腹胀满,食少吐泻,咳嗽痰多。

白 茅 根

采收季节：春、秋二季采挖,除去鳞叶,晒干。

主要产地：全国各地均产。

质量标准：色白,无霉变,无鳞叶,无须根,咀段 5mm,切制均匀者佳。

炒制方法：白茅根炭:挑净杂质,簸去鳞片,用中火炒至焦褐色,喷淋清水,出锅摊开,散出热气,冷却后,再箩去灰屑即得。

炮制目的：止血。

炮制经验：损耗率 45% 左右。

验收标准：色焦褐,无炭化,色均匀。

性味与归经：甘,寒。入心、肺、胃、膀胱经。

功能与主治：清热生津,凉血,止血,利尿消肿。用于血热吐衄,胃热口渴,热淋涩痛,急性肾炎水肿等症。炭偏于凉血止血。

菊 花

采收季节：秋末冬初花盛开时,分批采收,阴干或蒸后晒干。

主要产地：安徽、浙江、河南等地。

质量标准：以花朵完整,色鲜艳,气清香,无叶柄,无霉变,无杂质,无硫黄熏者佳。

炒制方法：菊花炭:挑净杂质,箩去灰屑,用中火炒至焦褐色,喷淋清水,出锅摊开,散出热气,冷却即得。

炮制目的：止血。

炮制经验：损耗率 50% 左右。

验收标准：色焦褐,无炭化,色均匀。

性味与归经：甘,微苦。入肺、肝经。

功能与主治：散风清热,平肝明目。用于风热感冒,头痛眩晕,目赤肿痛,眼目昏花,高血压症。

荆芥(附荆芥穗)

采收季节：夏季间叶穗发黄前收割,扎把晒干,摘下花穗,即为芥穗。

主要产地：山东、河北、江苏等地。

质量标准：以色黄绿鲜艳,切 4mm 段片,切片均匀,无杂质者佳。芥穗色黄绿,切 4mm 段片。

炒制方法：①炒荆芥炭:挑净杂质,箩去灰屑,用中火炒至焦黑色,喷淋清水,出锅摊开,散出热气,晾干即得。②炒荆芥穗:去净杂质,箩去灰屑,用文火炒至黄色,出锅放凉即得。③荆芥穗炭:挑净杂质,箩去灰屑,用中火炒至焦褐色,喷淋清水,出锅摊开,散出热气,晾干即得。

炮制目的:荆芥炭与芥穗炭具有止血作用,炒芥穗用于产后外感发痉。

炮制经验:损耗率荆芥炭 40% 左右,芥穗炭 50% 左右,炒芥穗耗 6%左右。

验收标准:荆芥炭焦黑色,无炭化,色均匀。芥穗炭,焦褐色,无炭化,色均匀。炒芥穗,色黄挂火斑,色均匀。

性味与归经:辛,温。入肺、肝经。

功能与主治:散风解表,宣毒透疹。用于外感风邪,恶寒发热,头痛目眩,以及麻疹、风疹等。芥穗芳香气烈,效用强于荆芥。

石 榴 皮

采收季节:秋季果实成熟时,收集果皮,晒干。

主要产地:江苏、湖南、山东等地。

质量标准:以皮厚,色红棕,整洁者佳。酸石榴最好。

炒制方法:石榴皮炭:先将石榴皮用宽水洗净,挖去残存的籽核,晒干。再剪去果柄,掰成均匀方块,用中火将炒锅烧热。入药,中武火交替,炒至焦黑色,断面黄褐色,喷淋清水,出锅摊开,散出热气,不时翻动,至热气散尽,晾干即得。

炮制目的:止血,用于便血。

炮制经验:石榴皮必须洗挖干净,否则令人反胃。损耗率 45% 左右。

验收标准:色焦黑,色泽均匀。

性味与归经:酸、涩、温。入肝、胃、大肠经。

功能与主治:涩肠止泻,止血,驱虫。用于久泻久痢,便血脱肛,崩漏白带,虫积腹痛。

乌 梅

采收季节:夏季果实近成熟时采收,低温焙干后,闷至变黑即成。

主要产地:四川、浙江、福建等地。

质量标准:以个大,饱满,肉厚,核小,棕黑色,不破裂,不露核者佳。

炒制方法:乌梅炭:挑去杂质,用武火炒至皮肉鼓起,表面焦黑色,喷淋清水,出锅摊开,散出热气,不时翻动,至热气散尽,晾干即得,用时捣碎。

炮制目的:止血。

炮制经验:损耗率 40% 左右。

验收标准:焦黑色,炒制均匀。

性味与归经：酸、涩，平。入肝、脾、肺、大肠经。

功能与主治：敛肺，涩肠，生津，安蛔。用于肺虚久咳，久痢滑肠，虚热消渴，蛔厥呕吐腹痛，胆道蛔虫症。炒炭用于便血不止，尿血，妇人血崩。

<h2 style="text-align:center">地　榆</h2>

采收季节：春、秋二季采挖，除去残茎及须根，晒干。

主要产地：江苏、河北、山东等地。

质量标准：以条粗质硬，不空心，断面色粉红，无残茎及须根。切片厚薄均匀者佳。

炒制方法：地榆炭：挑净杂质，大小分档，笋去灰屑，用武火炒至表面焦黑色，断面棕褐色，喷淋清水，出锅摊开，散出热气，晾干即得。再笋去灰屑。

炒制目的：增强止血作用。

炮制经验：损耗率35%~40%。

验收标准：焦黑色，无炭化，色均匀。

性味与归经：苦、酸、涩，微寒。入肝、大肠经。

功能与主治：凉血止血，解毒敛疮。用于便血，痔血，血痢，崩漏，水火烫伤，痈肿疮毒。

<h2 style="text-align:center">卷　柏</h2>

采收季节：全年均可采集，除去须根及泥沙，干燥。

主要产地：山东、辽宁、河北等地。

质量标准：以身干叶多色绿，完整不碎，无泥沙者佳。

炒制方法：卷柏炭：先将卷柏掰成小块，去净土沙，用中武火炒至皮肉表面焦褐色，喷淋清水少许，出锅摊开，散出热气，晾干即得。

炒制目的：止血。

炮制经验：损耗率50%左右。

验收标准：表面焦褐色，无炭化，色均匀。

炮制经验：该品炒后本身易变色，炒至表面焦褐色，出锅后自身即成焦黑色。

性味与归经：辛、甘，凉。入肝、肾、大肠经。

功能与主治：生品：活血通经。用于闭经，痛经，癥瘕痞块，跌打损伤。

炒炭：化瘀止血。用于吐血，崩漏，便血，脱肛。

<h2 style="text-align:center">侧　柏　叶</h2>

采收季节：夏、秋二季采集，除去硬柄阴干。

主要产地：全国各地均产。

质量标准：以叶嫩、青绿色，无老枝梗。无杂质者佳。

炒制方法：侧柏炭：除去硬梗及杂质，用连壳筛搓碎筛下，除去枝柄，箩去灰屑，用中武火炒至焦褐色，喷淋清水，出锅摊开，散出热气，晾干即得。

炒制目的：增强收敛止血作用。

炮制经验：该品炒后出锅易变色，炒至褐色出锅，即成焦褐色。损耗率50％左右。

验收标准：焦褐色，无炭化，色均匀。

性味与归经：苦、涩、寒。入肺、肝、脾经。

功能与主治：凉血止血，生发乌发。用于衄血，吐血，咯血，便血，崩漏下血，血热脱发，须发早白。炒炭偏于收敛止血。

大　蓟

采收季节：夏季花开时采收，除去杂质，晒干。

主要产地：全国大部分地区均产。

质量标准：以叶多色绿身干，无杂质者佳。

炒制方法：①大蓟咀：去杂质，洗净润透切5mm段片，晒干。②大蓟炭：挑净杂质，箩去灰屑，用武火炒至表面焦黑色，喷淋清水，出锅摊开，散出热气，晾干即得。

炒制目的：增强止血作用。

炮制经验：损耗率50％左右。

验收标准：焦黑色，无炭化，色均匀。

性味与归经：甘、苦，凉。入心、肝经。

功能与主治：凉血，止血，祛瘀消肿。用于衄血，吐血，尿血，便血，崩漏下血，外伤出血，痈肿疮毒。炒炭偏于止血。

小　蓟

采收季节：夏季花开时采收，除去杂质，晒干。

主要产地：全国大部分地区均产。

质量标准：以叶多色绿身干，无杂质者佳。

炒制方法：①小蓟咀：挑净杂质，喷淋清水，润软，切5mm段片，晒干。②小蓟炭：去净杂质，箩去灰屑，用中火炒至焦褐色，喷淋清水，出锅摊开，散出热气，晾干即得。

炒制目的：增强止血作用。

炮制经验：损耗率50％左右。

验收标准：焦褐色，无炭化，色均匀。

性味与归经: 甘、苦,凉。入心、肝、小肠经。

功能与主治: 凉血,止血,祛瘀消肿。用于衄血,吐血,尿血,便血,崩漏下血,外伤出血,痈肿疮毒。炒炭偏于止血。

藕　　节

采收季节: 夏、秋挖藕时采收,洗净晒干。

主要产地: 浙江、江苏、山东等地。

质量标准: 以节部黑褐色,两头白色,无须毛,无泥土,无霉变,无杂质,身干者佳。

炒制方法: 藕节炭:先将藕节用刀剁去残留的须毛及藕头,剁成小方块,用武火炒至表面焦黑色,断面黄褐色,喷淋清水,出锅摊开,散出热气,晾干即得。

炒制目的: 增强收敛止血作用。

炮制经验: 损耗率45%左右。

验收标准: 焦黑色,色泽均匀。

性味与归经: 甘、涩、平。入肝、肺、胃经。

功能与主治: 止血,消瘀。用于吐血,咯血,衄血,尿血,崩漏。

蒲　　黄

采收季节: 夏季花开放时,采收蒲棒上部的黄色雄花序,晒干,碾压,筛取花粉。

主要产地: 浙江、江苏、山东等地。

质量标准: 以色鲜黄,粉细,光滑,纯净者佳。

炒制方法: 蒲黄炭:炒前用细筛将蒲黄筛下,有结块搓开,用中武火炒至深褐色,喷淋清水,出锅立即过筛筛下,搓开结块,灭绝火源,晾晒干即得。

炒制目的: 增强止血作用。

炮制经验: 该品炒后立即过筛筛下,搓开结块,灭绝火源,避免反火。损耗率55%左右。

验收标准: 色焦褐,无炭化,炒制均匀。

性味与归经: 甘、平。入肝、心包经。

功能与主治: 止血,化瘀,通淋。用于闭经,痛经,脘腹刺痛,跌打肿痛,血淋涩痛。炒炭用于吐血,衄血,咯血,崩漏。

艾　　叶

采收季节: 春、夏二季花叶茂盛时采集,除去枝杆及杂质,晒干。

主要产地: 全国大部分地区均产。

质量标准:以身干,背面灰白色,绒毛多,香气浓,老梗少,无杂质者佳。

炒制方法:艾叶炭:先将艾叶抽去枝梗,去净杂质,搂开结块,再取15%米醋兑入适量清水,灌入喷壶内,用武火将锅烧热,入艾叶,炒至焦黑色,冒浓黄烟,炒铲下感觉轻松时,喷入醋水,出锅立即用菊花筛筛下,灭绝火源,摊开散热,不时翻动,至热气散尽,晒干。

炒制目的:增强温经止血作用。

炮制经验:艾叶炒时易着火,遇明火立即喷水熄灭,绝不能烧成炭,烧成炭即不存性。该品炒后古有七日反火之说,炒后出锅立即用筛筛下,灭绝了火源,这是实践经验。损耗率50%~55%。

验收标准:色焦黑,无炭化。

性味与归经:辛、苦、温;有小毒。入肝、脾、肾经。

功能与主治:散寒止痛,温经止血。用于少腹冷痛,经寒不调,宫冷不孕,吐血,衄血,崩漏经多,妊娠下血。外治皮肤瘙痒。醋艾炭温经止血,用于虚寒性出血。外治宜生用,内服炒炭用。

椿 皮

采收季节:本品为臭椿(樗椿)树的根皮或干皮,全年均可采集,剥取根皮或干皮,刮去外粗皮,晒干。

主要产地:全国大部分地区均产。

质量标准:以肉厚,黄白色,无粗皮者佳。

炒制方法:椿皮炭:先将椿皮方咀,簸挑去杂质,大小分档,用武火炒至焦黑色,断面褐色,喷淋清水,出锅摊开散出热气,晒干。

炒制目的:增强止泻止血作用。

炮制经验:损耗率40%左右。

验收标准:表面焦黑色,断面褐色,色泽均匀,无炭化。

性味与归经:苦、涩,寒。入大肠、胃、肝经。

功能与主治:清热燥湿,收涩止带,止泻,止血。用于赤白带下,湿热泻痢,久泻久痢,便血,崩漏。

黄 柏

采收季节:4—6月,剥取树皮,刮去外粗皮,晒干。

主要产地:(川黄柏)四川、云南、贵州。(关黄柏)辽宁、吉林。

质量标准:以片厚张大,鲜黄色,无栓皮者佳。

炒制方法:黄柏炭:将黄柏片去净杂质,大小分档,用武火炒至表面焦黑色,内部褐色,喷淋清水少许,出锅摊开,散出热气,晒干。

炒制目的:止血。

炮制经验:损耗率 40% 左右。

验收标准:表面焦黑色,内部褐色,炒至均匀,无炭化片。

性味与归经:苦,寒。入肾、膀胱经。

功能与主治:清热燥湿,泻火除蒸,解毒疗疮。用于湿热泻痢,黄疸,带下,热淋,脚气,骨蒸劳热,盗汗,遗精,疮疡肿毒,湿疹瘙痒。

当　归

采收季节:秋末采挖,除去须根及泥沙,待水分稍蒸发后,按大小分别捆成小把,上棚,用烟火慢慢熏干。

主要产地:甘肃、云南、四川等地。

质量标准:以主根肥大、身长、支根少、油润、外皮色黄棕、断面黄白色、气味浓厚者佳。片以片大色黄白,片薄均匀,尾片少者佳。

炒制方法:当归炭:将当归片去净杂质,箩去灰屑,大小分档,用中火炒至焦褐色,喷淋清水少许,出锅摊开,散出热气,晾开。

炒制目的:止血。

炮制经验:损耗率 45% 左右。

验收标准:表面焦褐色,炒制均匀。

性味与归经:甘、辛,温。入肝、心、脾经。

功能与主治:补血活血,调经止痛,润肠通便。用于血虚萎黄,眩晕心悸,月经不调,闭经痛经,肠燥便秘,风湿痹痛,跌打损伤,痈疽疮疡。炒炭活血止血。

大　黄

采收季节:秋末茎叶枯萎或次春发芽前采挖,除去细根,剥去外粗皮,根长者横切成段,圆大者纵切成瓣,干燥。

主要产地:青海、甘肃、四川等地。

质量标准:以质坚实,断面显锦纹,气清香,味苦而微涩,嚼之发黏者佳。

炒制方法:大黄炭:去净杂质,大小分档,用武火炒至焦黑色,内部褐色,喷淋清水少许,出锅摊开,散出热气,晾干即得。

炒制目的:止血、止痢。

炮制经验:损耗率 40%~45%。

验收标准:表面焦黑色,内部褐色,炒制色匀。

性味与归经:苦,寒。入脾、胃、大肠、肝、心包经。

功能与主治:泻热通肠,凉血解毒,逐瘀通经。用于实热便秘,积滞腹痛,泻痢不爽,湿热黄疸,血热吐衄,瘀血经闭,痈肿疔疮,跌打损伤,水火烫伤。炒炭凉血化瘀止血。

贯 众

采收季节:秋季采挖,削去叶柄及须根,除去泥沙,干燥。

主要产地:黑龙江、吉林、辽宁等地。

质量标准:以个大整齐,须根少,无杂质者佳。

炒制方法:贯众炭:挑净杂质,筛去灰屑,大小分档,用武火炒至焦黑色,内部褐色,喷淋清水少许,出锅摊开,散出热气,晒干。

炒制目的:止血。

炮制经验:损耗率40%左右。

验收标准:焦黑色,内部褐色,色均匀。

性味与归经:苦,微寒;有小毒。入肝、脾经。

功能与主治:清热解毒,止血。用于防治感冒,鼻衄头晕,痢疾,崩漏。

香 附

采收季节:秋季采挖,燎去毛,置沸水中,略煮或蒸透后,晒干。

主要产地:山东、浙江、福建等地。

质量标准:以个大、质坚实、色紫红、断面有光泽(习称钢茬)、香气浓、无杂质者佳。

炒制方法:香附炭:去净杂质。筛去灰屑,用武火炒至焦黑色,喷淋清水少许,出锅摊开,散尽热气,晒干即得。

炒制目的:止血。

炮制经验:损耗率40%左右。

验收标准:表面焦黑色,内部褐色,炒制色泽均匀。

性味与归经:辛、微苦、微甘,平。归肝、脾、三焦经。

功能与主治:行气解郁,调经止痛。用于肝郁气滞,胸、胁、脘腹胀痛,消化不良,胸脘痞闷,寒疝腹痛,乳房胀痛,月经不调,经闭痛经。炒炭止血,用于崩漏。

黄 芩

采收季节:春、秋二季采挖,除去茎叶及须根,去净泥土,晒至半干,撞去粗皮,晒干。

主要产地:内蒙古、河北、山西等地。

质量标准:以条长,质坚实,色黄,片薄切制均匀者佳。

炒制方法:黄芩炭:去净杂质,筛去灰屑,大小分档,用武火炒至焦黑色,喷淋清水少许,出锅摊开,散尽热气,晾干即得。

炮制目的:止血。

炮制经验:损耗率40%左右。

验收标准:表面焦黑色,色泽均匀,无炭化片。

性味与归经:苦,寒。入肺、胆、脾、大肠、小肠经。

功能与主治:清热燥湿,泻火解毒,止血,安胎。用于湿温,暑湿,胸闷呕恶,湿热痞满,泻痢,黄疸,肺热咳嗽,高热烦渴,血热吐衄,痈肿疮毒,胎动不安。炒炭用于止血。

槐　　角

采收季节:冬至前后,果实成熟时采收,晒干。

主要产地:河北、山东等地。

质量标准:以身干,个大饱满,色黄绿,柔润,无果柄者佳。

炒制方法:槐角炭:先将槐角去净杂质及果柄,把连珠豆均掰成单豆,用文火炒至焦黑色,喷淋清水少许,出锅摊开,散出热气,晾干即得。

炒制目的:止血。

验收标准:表面焦黑色,无连珠豆。

炮制经验:该品的连珠豆必须分开,否则炒制不均匀。损耗率50%。

性味与归经:苦,寒。入肺、大肠经。

功能与主治:清热泻火,凉血止血。用于肠热便血,痔肿出血,肝热头痛,眩晕目赤。

槐　　花

炒制方法:槐花炭:去净杂质,筹去灰屑,用中火炒至焦褐色,喷淋清水少许,出锅摊开,散出热气,晾干即得。

炒制目的:止血。

炮制经验:损耗率50%。

验收标准:表面焦褐色,色泽均匀,无炭化。

功能与主治:炒炭止血,用于吐血,血淋。

第二节　固体辅料炒

固体辅料炒,又称为拌炒,何谓拌炒,药材加入固体辅料同炒,谓之拌炒。

可分为:麸炒、灶心土炒、米炒。

一、麸炒法炮制经验概述

麸皮拌炒的目的:①增强药效,具有补脾作用的药,经麸炒后,增强健脾的功效。如山药、白术。②缓和药性,某些强烈性的药,经麸皮炒后,缓和其药性。如椿皮、枳实。③赋色、矫味。如僵蚕、五谷虫。

炮制方法:先将药材挑净杂质,需要分档的,要大小分档,用中武火将锅烧热(撒入麸皮即冒烟为宜),将适量麸皮撒铺于锅底,随即投入药材,要勤翻动,翻均匀,铲铲亮锅底。铲子底下不能偷懒,炒至表面均匀成黄色时,立即出锅,筛去麸皮,放凉即得。

用麸皮量:100kg 药,用麸皮 10kg。

炮制经验:炒后麸皮立即筛去,炒一锅筛一锅,决不能炒后集中一起筛,以免影响色泽,有的麸皮中含有碎药,如苡米、芡实、山药等,必须簸去麸皮,收取药材,不能随意倒掉,浪费药材。另外,传统麸炒未加红糖,俗称清麸炒。

麸炒的品种:枳壳、枳实、山药、白术、六神曲、芡实、薏苡仁、僵蚕、椿皮。

枳 壳

采收季节:7 月果皮尚绿时采收,自中部横切为两瓣,晒干。

主要产地:江苏、浙江、江西等地。

质量标准:以外皮绿褐色,肉厚实坚硬,香气浓,压片无瓤者佳。

炮制方法:麸炒枳壳:去净杂质,用中火将炒锅烧热,撒入麸皮,投入枳壳,炒至黄色,出锅立即筛去麸皮,放凉即得。

炮制目的:降低酸燥性,增强理气和胃作用。

炮制经验:枳壳应去瓤,有去瓤免胀之说。损耗率 7% 左右。

验收标准:表面黄色,均匀,无焦糊片。

性味与归经:苦、辛、酸、温。入脾、胃经。

功能与主治:理气宽中,行滞消胀。用于胸胁气滞,胀满疼痛,食积不化,痰饮内停,胃下垂,脱肛,子宫脱垂。

枳 实

采收季节:5—6 月,收集自落的果实,自中部横切为两半,晒干。

主要产地:四川、湖南、浙江等地。

质量标准:以个大,体重,皮色青黑,肉厚色白,瓤小体坚实者佳。

炮制方法:麸炒枳实:先将枳实去净杂质,用中火将炒锅烧热,撒入麸皮,立即投入枳实,炒至表面微黄色,出锅立即筛去麸皮,放凉即得。

炮制目的:本品破气作用较强,炒后缓和峻烈之性,免伤正气。

炮制经验:损耗率 7% 左右。

验收标准:表面微黄色,色泽均匀。

性味与归经:苦、辛、酸,温。入脾、胃经。

功能与主治:破气消积,化痰散痞。用于积滞内停,痞满胀痛,泻痢后重,大便不通,痰滞气阻,胸痹,结胸,胃下垂,脱肛,子宫脱垂。

山　药

采收季节:冬季茎叶枯萎后采挖,洗净。剥去外皮,晒干或烘干,即为毛山药。选择肥大顺直的毛山药,置沸水中浸至无生心,润透,切齐两端,用木板搓成圆柱状,晒干,即为光山药。

主要产地:河南、广西、湖南。

质量标准:以条粗、质坚实,黏性足,色白,片大均匀者佳。

炮制方法:麸炒山药:用中火将锅烧热,撒入麸皮,入药,炒至黄色,出锅立即筛去麸皮,再簸取麸中碎片即得。

炮制目的:增强健胃和胃作用。

炮制经验:损耗率 8% 左右。

验收标准:表面色黄均匀,无焦糊片。

性味与归经:甘,平。入脾、肺、胃经。

功能与主治:补脾养胃,生津益肺,补肾涩精。用于脾虚食少,久泻不止,肺虚喘咳,肾虚遗精,带下,尿频,虚热消渴。麸炒用于脾虚食少,泄泻便溏,白带过多。

白　术

炮制方法:麸炒白术:先将白术挑净杂质,大小分档,筛去碎片,箩去灰屑,另炒兑入。用中火将炒锅烧热,撒入麸皮,立即投入白术,炒至表面黄色,出锅立即筛去麸皮,碎片炒后,簸去麸皮,掺入大片内即得。

炮制目的:增强健脾和胃作用。

炮制经验:损耗率 6% 左右。

验收标准:表面黄色,色泽均匀,无焦糊片。

六神曲

炮制方法:麸炒六神曲:先将神曲挑净杂质,筛出碎曲,另炒。用中火将锅烧热,撒入麸皮,立即投入神曲,炒至表面黄色,出锅立即筛去麸皮,碎片炒后兑入。

炮制目的:增强和胃消食作用。

炮制经验:损耗率 8% 左右。

验收标准:表面黄色,色均匀,无焦糊曲。

芡 实

采收季节:秋末冬初采收成熟果实,除去果皮,取出种子,洗净,再除去硬壳,晒干。

主要产地:湖南、江苏、山东等地。

质量标准:以断面白色,粉性足,无碎末,无带硬壳者佳。

炮制方法:麸炒芡实:去净杂质,用中火将锅烧热,撒入麸皮,入药,炒至黄色,出锅立即筛去麸皮,再簸取麸中碎米即得。

炮制目的:增强健脾止泻作用。

炮制经验:损耗率 7% 左右。

验收标准:表面黄色、色泽均匀。

性味与归经:甘、涩、平。入脾、肾经。

功能与主治:益肾固精,补脾止泻,祛湿止滞。用于梦遗滑精,遗尿尿频,脾虚久泻,白浊带下。

薏 苡 仁

采收季节:秋季种子成熟时采收,采割植株,晒干,打下种仁,再晒干,除去外壳取净仁。

主要产地:山东、河北、福建等地。

质量标准:以身干粒大色白饱满,无碎仁,无带壳仁者佳。

炮制方法:麸炒薏苡仁:用中火将锅烧热,撒入麸皮,立即投入苡仁,炒至黄色,出锅立即筛去麸皮,再簸取麸皮中的碎仁即得。

炮制目的:增强健脾止泻作用。

炮制经验:损耗率 7% 左右。

验收标准:表面黄色,色泽均匀。

性味与归经:甘、淡、微寒。入脾、肾、肺经。

功能与主治:健脾渗湿,除痹止泻,清热排脓。用于水肿,脚气,小便不利,湿痹拘挛,脾虚泄泻,肺痈,肠痈,扁平疣。

僵 蚕

采收季节:本品为家蚕约 4~5 龄幼虫,感染或人工接种一种丝状白僵菌而致死的干燥虫体。多于春、秋二季生产。

主要产地:江苏、浙江等地。

质量标准:以条粗、质硬、色白、断面光亮(习称钢茬),无杂质者佳。

炮制方法：麸炒僵蚕：用中火将锅烧热，撒入麸皮，立即投入僵蚕，炒至表面黄色，出锅立即筛去麸皮，冷却后，再挑簸去杂质即得。

炮制目的：赋色、矫味、便于服用。

炮制经验：损耗率 5% 左右。

验收标准：表面黄色，色泽均匀。

性味与归经：咸、辛、平。入肝、肺经。

功能与主治：祛风定惊，化痰散结。用于惊风抽搐，咽喉肿痛，皮肤瘙痒，面神经麻痹，颌下淋巴结炎。

椿　　皮

炮制方法：麸炒椿皮：去净杂质，筛去碎片，箩去灰屑，另炒。用中火将锅烧热，撒入麸皮，立即投入椿皮，炒至表面黄色，出锅立即筛去麸皮，碎片炒后，簸去麸皮，掺入大片内即得。

炮制目的：缓和寒性。

炮制经验：损耗率 7% 左右。

验收标准：表面黄色，色泽均匀。

二、灶心土炒法炮制经验概述

炮制方法：先将灶心土粉碎成极细粉。将所炒的药挑净杂质，用文火将锅烧热，投入适量灶心土细粉，炒至呈灵活状态时入药，炒至土粉挂匀，略带火色，嗅到药材与土的混合气味时，出锅立即筛去余粉，放凉即得。

用灶心土量：100kg 药，用灶心土粉 20kg。

炮制品种：常用品种，只有白术一种。另外，还有土炒山药、土炒薏苡仁、土炒当归、土炒苍术等。因用量极少，可列入临方炮制。

白　　术

炮制方法：土炒白术：将白术挑净杂质，用文火将锅烧热，投入适量灶心土细粉，炒至呈灵活状态时入药，炒至土粉挂匀，略带火色，嗅到药材与土的混合气味时，出锅立即筛去余粉，放凉即得。

用灶心土量：100kg 药，用灶心土粉 20kg。

炮制目的：增强健脾止泻作用。

炮制经验：损耗率 6% 左右。

验收标准：表面土挂匀，挂火斑，色匀。

功能与主治：健脾、和胃、安胎。用于脾虚食少，泄泻便溏，胎动不安。

三、米炒法炮制经验概述

炮制方法：将米用清水浸湿,(见潮湿为宜),将米铺于锅底,入药于米上,用文火炒制,轻轻翻动,炒至米呈焦黄色,药带火色时,出锅筛去米,冷却即得。大米、小米、糯米均可。

炮制目的：①增强健脾止泻作用,如党参。②缓和毒性,利用米的健脾和胃润燥作用,减少药物对胃肠的副作用,如斑蝥。

用米量：100kg 药,用米 2kg。

炮制品种：党参、苍术、沙参、斑蝥、红娘,均列入临方炮制。

实践经验：斑蝥、红娘不能生用。必须用米炒,用时去头、足、翅。

<h2 style="text-align:center">党　参</h2>

采收季节：秋季采挖,洗净,晒干。

主要产地：甘肃、陕西、宁夏等地。

质量标准：以条粗壮、质柔润、味甜者佳。

炮制方法：米炒党参:将大米置热锅内,用中火加热至米冒烟时,投入党参片拌炒,至党参表面呈深黄色时取出,筛去米,放凉。每 100kg 党参片,用米 20kg。

炮制目的：米炒党参气变清香,能增强健脾、和胃、止泻作用。

炮制经验：损耗率 2% 左右。

验收标准：表面深黄色,色泽均匀,偶有焦斑,无焦糊片。

功能与主治：健脾益气,养血生津。用于脾肺气虚,食少倦怠,咳嗽虚喘,气血不足,面色萎黄,心悸气短,津伤口渴,内热消渴。

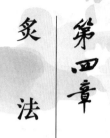

炙法

第四章

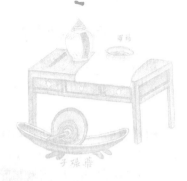

药材与液体辅料同炒谓炙。

炙法可分为：蜜炙、酒炙、醋炙、盐水炙、米泔水炙、生姜汁炙、羊油脂炙、吴茱萸炙、矾水制。

另外，还有鳖血炙、猪胆汁炙、奶炙、童便炙等，因用法极少，列入临方炮制。

第一节　蜜　炙　法

炮制目的：①增强润肺止咳作用，如款冬花。②增强补脾益气作用，如黄芪。③缓和药性，如槐角。④改变药性功效，如麻黄。

炼蜜的方法：取蜂蜜，加热至沸腾，改用文火，保持微沸，除去泡沫及浮蜡，然后通过筛网或纱布，滤除死蜂、杂质，滤液置锅中继续加热，满锅出现浅黄色有光泽的均匀细气泡，用手捻有黏性，当两手指分开时无白丝出现，迅速出锅。

炮制方法：①将蜂蜜炼好后，兑入适量的开水稀释成蜜液，拌入净选的药材内，用手搓匀，使蜜液吸入于药组织内，闷至蜜液吸尽，将锅洗刷干净，用文火将锅烧热，投入药材，要勤翻动，翻均匀，铲铲亮锅底，铲子底下不能偷懒，炒至表面黄色或挂火色，水分去尽，不粘手，出锅放凉即得，此法用于大批量生产。②先将蜂蜜稍炼，将锅洗刷干净，文火将锅烧热，立即加入适量比例炼蜜，再立即投入适量比例净选的药材，要勤翻动，翻均匀，铲铲亮锅底，炒至表面黄色，不粘手出锅放凉。此法用于小量生产，及临方炮制。③百合、槐角、瓜蒌子先炒药后淋炼蜜，出锅放凉即得。

蜜炙药的质量标准:炒后冷却不粘手,抓则成团,撒之则散,握之无水分感,即为标准。

炮制经验:蜜炙的药,炒后出锅,不要摊晾,冷却后一颠即散开。也不能露天晾晒,更不能露天过夜,炒后应立即入库,以免吸潮发黏。蜜炙药一般无损耗,一般溢 2%~4%。

蜜炙品种:甘草、黄芪、前胡、马兜铃、枇杷叶、桑白皮、旋覆花、款冬花、紫菀、麻黄、百部、白前、桑叶、升麻、罂粟壳、远志、百合、槐角、瓜蒌子。

甘 草

采收季节:春秋采挖,除去残茎及须根,晒干,习称皮草,除去外皮称粉草。

主要产地:内蒙古、山西、甘肃等地。

质量标准:以身干、条粗长、均匀、粉性足、无须根、片大均匀者佳。

炮制方法:蜜炙甘草:去净杂质,过中眼筛,筛下箩去灰屑,筛上筛下分别炒制,用 25% 炼蜜,按蜜炙法,文火炒至表面黄色,不粘手,碎片炒后掺入,出锅放凉即得。

炮制目的:增强滋补作用,用于补脾、益气、复脉。

验收标准:色黄,不粘手,握之无水分感。

性味与归经:甘,平。入脾、胃、心、肺经。

功能与主治:补中益气,清热解毒,祛痰止咳,调和诸药。用于脾胃虚弱,心悸气短,痈肿疮毒,缓解药物毒性。

黄 芪

采收季节:春、秋二季采挖,除去须根及根头,晒干。

主要产地:内蒙、东北、甘肃等地。

质量标准:以条粗长均匀,色黄白,质硬而绵,粉性足,无须根及根头,片大均匀者佳。

炮制方法:蜜炙黄芪:去净杂质,用中眼筛,筛出碎片,箩去灰屑,筛上下分别炒,用 25% 炼蜜,按蜜炙法,用文火炒至表面黄色,不粘手,碎片炙后掺入放凉。

炮制目的:增强补中益气作用。

验收标准:色黄,不粘手,握之无水分感,色泽均匀,无焦糊片。

性味与归经:甘,温。入脾、肺经。

功能与主治:补中固表,利水托毒,排脓敛疮生肌。用于气虚乏力,中气下陷,久泻脱肛,便血崩漏,表虚自汗,痈疽难溃,久溃不敛,内热消渴。

前　胡

采收季节：秋、冬季与次春采挖,除去须根,洗净,晒干。

主要产地：浙江、江苏等地。

质量标准：以身干,纺锤形或圆锥形,灰黄色,柔软,无杂质者佳。

炮制方法：蜜炙前胡:先将前胡挑净杂质,用中眼筛筛出碎片,箩去灰屑,筛上下分别炒制,用25%炼蜜,按蜜炙法,文火炒至表面黄色,碎片炒后掺入即得。

炮制目的：增强润肺止咳作用。

验收标准：色黄,不粘手,握之无水分感,无焦糊片。

性味与归经：甘、辛,微寒。入肺经。

功能与主治：散寒清热,降气化痰。用于风热咳嗽,痰多,痰热喘满,咯痰黄稠。

马　兜　铃

采收季节：秋季果实由绿变黄时采取,晒干。

主要产地：河北、山东、陕西等地。

质量标准：以个大,黄绿色,不破裂,无杂质者佳。

炮制方法：蜜炙马兜铃:去净杂质,搓碎抽筋,箩去灰屑,用30%炼蜜,按蜜炙法,文火炒黄不粘手即得。

炮制目的：增强润肺止咳作用。生用令人呕吐。

验收标准：色黄不粘手,色泽均匀,无焦糊片。实践应以30%炼蜜为宜。

性味与归经：苦、寒。入肺、大肠经。

功能与主治：清肺降气,止咳平喘,清肠消痔。用于肺热喘咳,痰中带血,肠热痔血,痔疮肿痛。

枇　杷　叶

采收季节：春末夏初采摘壮实之叶片,晒至7~8成干时,扎成小把,再晒干。

主要产地：广东、浙江、江苏等地。

质量标准：以身干,叶大,色绿或红棕色,无黄叶,无杂质者佳。

炮制方法：蜜炙枇杷叶:先将枇杷叶丝,挑净杂质,用粗箩箩去残留的绒毛及灰屑,用30%炼蜜,按蜜炙法,用文火炒至呈亮泽时,不粘手放凉即得。

炮制目的：增强润肺止咳作用,去毛以免刺激咽喉。

炮制经验：用20%炼蜜过少,实践应以30%为宜。

验收标准：表面亮泽,不粘手。

性味与归经：苦,微寒。入肺、胃经。

功能与主治：清热止咳,降逆止呕。用于肺热咳嗽,气逆喘急,胃热呕逆,烦热口渴。

桑 白 皮

采收季节：秋季叶落时至次春发芽前,采挖根部,除去泥土及须根,刮去黄棕色粗皮,纵向刨开,剥取根皮,晒干。

主要产地：安徽、江苏、浙江等地。

质量标准：以色白、皮厚、粉性足、身干、无杂质者佳。

炮制方法：蜜炙桑白皮:先将桑白皮挑净杂质,用中眼筛筛出碎片,笆去灰屑,用25%炼蜜,按蜜炙法,用文火炒至黄色,不粘手,再将碎片炒后掺入即得。

炮制目的：增强平喘止咳作用。

验收标准：色黄,不粘手,无焦糊片。

性味与归经：甘,寒。入肺经。

功能与主治：泻肺平喘,利水消肿,用于肺热咳嗽,水肿胀满,尿少,面目肌肤浮肿。

旋 覆 花

采收季节：夏、秋二季采摘,除去茎叶及杂质,晒干。

主要产地：河南、河北、山东等地。

质量标准：以朵大、金黄色、有白绒毛、无枝梗者佳。

炮制方法：蜜炙旋覆花:先挑净杂质,用连翘筛搓碎筛下,去掉花托,笆去灰屑,用35%炼蜜,按蜜炙法,用文火炒至黄色,不粘手,出锅放凉即得。

炮制目的：润肺,补中。止咳,用于喘咳痰多,呕吐噫气。

炮制经验：该品必须搓碎去花托用,蜜炙必须采用炼蜜加水稀释搓匀,否则蜜不匀。加炼蜜35%为佳。

验收标准：色黄略带火色,不粘手。

性味与归经：苦、辛、咸,微温。入肺、脾、胃、大肠经。

功能与主治：降气,消痰,行水,止呕。用于风寒咳嗽,痰饮虚结,胸膈痞闷,咳喘痰多,呕吐噫气等症。

款 冬 花

采收季节：冬至前后,在花尚未出土时采挖,除去花茎及泥土,阴干。

主要产地：河南、陕西、山西等地。

质量标准：以朵大、色紫红、鲜艳、无花茎、无杂质者佳。

炮制方法：蜜炙款冬花：去净杂质，笭去灰屑，用 25% 炼蜜，按蜜炙法，用文火炒至黄色，不粘手即得。

炮制目的：增强润肺止咳作用，久嗽用炙，外感咳嗽用生。

验收标准：色黄均匀，不粘手。

性味与归经：辛，微苦，温。入肺经。

功能与主治：润肺下气，止咳化痰。用于新久咳嗽，喘咳痰多，劳嗽咯血。

紫 菀

采收季节：春、秋二季采挖，除去茎苗及泥沙，摘除黄白色有节的母根，编成辫状晒干。

主要产地：河北、安徽、山东等地。

质量标准：以根长、色紫、质柔韧、无泥土、无杂质者佳。

炮制方法：蜜炙紫菀：挑净杂质，笭去灰屑，用 25% 炼蜜，按蜜炙法，用文火炒，越黏抱团呈亮泽时，出锅放凉。

炮制目的：增强止咳作用，久嗽用炙。

炮制经验：加炼蜜 30% 为佳。

验收标准：带火色呈亮泽，不粘手。

性味与归经：辛、苦，微温。入肺经。

功能与主治：润肺下气，消痰止咳。用于痰多咳嗽，新久咳嗽，劳嗽咯血。

麻 黄

采收季节：秋分前后采割，阴干。

主要产地：内蒙古、新疆、甘肃等地。

质量标准：以色绿细枝，切断均匀，刀口齐整，无残留根者佳。

炮制方法：蜜炙麻黄：去净杂质及残留的根，笭去灰屑，用 20% 炼蜜，按蜜炙法，文火炒至黄色不粘手，出锅放凉。

炮制目的：增强平喘止咳作用。

炮制经验：麻黄中的根必须挑净，该品不吃蜜，用蜜掌握在 20% 以下，传统用蜜 15%。

验收标准：色黄均匀，不粘手，无焦糊片。

性味与归经：辛、微苦，温。入肺、膀胱经。

功能与主治：发汗散寒，宣肺平喘，利水消肿。用于风寒感冒，胸闷喘咳，风水浮肿，支气管哮喘。

百　　部

采收季节：春、秋二季采挖，除去须根，洗净，置沸水中略烫捞出，晒干。

主要产地：山东、安徽、江苏等地。

质量标准：以条粗状、肥润、质坚实、无杂质者佳。

炮制方法：蜜炙百部：挑净杂质，笋去灰屑，用 12.5% 炼蜜，按蜜炙法，文火炒至表面黄色，不粘手，出锅放凉即得。

炮制目的：增强润肺止咳作用。

炮制经验：该品用 12.5% 蜜太少，传统用蜜量 20%。

验收标准：色黄，均匀，不粘手。

性味与归经：甘、苦，微温。入肺经。

功能与主治：清肺下气止咳，杀虫。用于新久咳嗽，肺痨咳嗽，百日咳，外治头虱，体虱，蛲虫病，阴痒。

白　　前

采取季节：秋季采挖，除去地上茎，洗净，晒干。

主要产地：浙江、安徽、山东等地。

质量标准：以根粗，须根长，无泥土，无杂质者佳。

炮制方法：蜜炙白前：去净杂质及土块石沙，笋去灰屑，用 25% 炼蜜，按蜜炙法，文火炒至表面黄色，不粘手，出锅放凉即得。

炮制目的：增强润肺止咳作用。用于痰多久嗽。

验收标准：色黄均匀，不粘手，无焦糊色。

性味与归经：苦、辛，微温。入肺经。

功能与主治：降气，消痰，止咳。用于肺气壅实，咳嗽痰多，胸满喘急。

桑　　叶

采收季节：深秋霜后采收，去梗及杂质，晒干。

主要产地：全国大部分地区均产。

质量标准：色黄绿，无霉变，无杂质者佳。

炮制方法：蜜炙桑叶：先挑净杂质，用延胡索筛搓碎筛下，去枝梗，笋去灰屑，用 25% 炼蜜，按蜜炙法，文火炒至表面黄色，不粘手，出锅放凉即得。

炮制目的：增强润肺止咳作用。

验收标准：色黄均匀，不粘手，无焦糊色。

性味与归经：甘、微苦，微寒。入肺、肝经。

功能与主治：疏散风热，清肺止咳，平肝明目。用于风热感冒，肺热燥咳，目赤头晕。

升 麻

采收季节：秋季采挖,燎去须根,晒干。

主要产地：黑龙江、辽宁、陕西等地。

质量标准：以个大坚实、外皮黑褐色、断面黄绿色无须根、无杂质、片落均匀者佳。

炮制方法：蜜炙升麻:挑净杂质,箩去灰屑,用 25% 炼蜜,文火炒至挂火色,不粘手,出锅放凉即得。

炮制目的：蜜炙升提中气。

验收标准：挂火色,不粘手。

性味与归经：辛、微甘、微寒,入脾、胃、肺、大肠经。

功能与主治：发表透疹,清热解毒,升举阳气。用于麻疹初起,透发不畅,胃热头痛,齿痛,口疮,久泻脱肛,气虚下陷之子宫脱垂。

罂 粟 壳

采收季节：果实成熟时摘下晒干,去蒂和种子。

主要产地：由国家指定单位种植。

质量标准：以皮壳呈黄色,无果柄,无种子,无杂质者佳。

炮制方法：蜜炙罂粟壳:掰成小块,去净杂质,箩去灰屑,去净种子,用 30% 炼蜜,文火炒至黄色,不粘手即得。

炮制目的：增强止咳作用。

炮制经验：该品用 30% 蜜太多,传统炮制用炼蜜 20%。

验收标准：色黄均匀不粘手。

性味与归经：酸、涩、平;有毒。入肺、肾、大肠经。

功能与主治：敛肺止咳,涩肠止泻,止痛。用于久咳虚嗽,泄泻不止,胃腹疼痛,脱肛。

远 志

采收季节：春、秋二季采挖,除去须根及泥沙,除去木心,晒干,为远志肉,不去木心,直接晒干,为远志棍。以肉为优。

主要产地：山西、陕西、山东等地。

质量标准：以条粗,皮细,肉厚,无木心,无杂质者佳。

炮制方法：蜜炙远志,取用甘草水制过的远志,挑净杂质,箩去灰屑,用 20% 炼蜜,文火炒至黄色,不粘手即得。

炮制目的：增强润肺止咳作用。

验收标准：表面黄色,不粘手。

性味与归经:苦、辛,温。入心、肾、肺经。

功能与主治:该品有小毒,必须用甘草水制去毒,方可应用,不能生用。

百　　合

采收季节:秋季采挖,洗净,剥取鳞片,置沸水中略烫,捞出晒干。

主要产地:全国大部分地区均产。

质量标准:以瓣匀肉厚,质硬,筋少色白。味微苦者佳。忌硫磺熏。

炮制方法:蜜炙百合:将百合簸挑净杂质后,用文火将锅烧热,入药,炒至药中水分殆尽,表面呈浅黄色时,淋入5%炼蜜,翻炒几下,出锅即得。

炮制目的:增强润肺止咳作用,用于阴虚久嗽。

炮制经验:炙好出锅后,不要翻动,冷却后,轻颠即散开。

验收标准:色淡黄,呈亮光,不粘手。

性味与归经:甘,微寒。入心、肺经。

功能与主治:养阴润肺,清心安神,用于阴虚久嗽,痰中带血,虚烦惊悸,失眠多梦,精神恍惚。

槐　　角

炮制方法:蜜炙槐角:将槐角挑去杂质,掰去果柄,连珠豆均分成单豆,文火将锅烧热,入药,炒至膨胀鼓起,表面呈深黄色时,淋入5%炼蜜,再翻炒几下,出锅即得。

炮制目的:减缓苦寒之性,增强润肠作用。

炮制经验:连珠豆必须分开,否则吃火不匀,出现生炙两样,炒后出锅不要翻动,冷却一颠即开。

验收标准:色深黄,呈亮泽,不粘手。

瓜　蒌　子

采收季节:秋季果实成熟时采摘,经干燥后,挑去其中破皮者,剥开,取出种仁,洗净,晒干,其皮为瓜蒌皮,晒干。

主要产地:山东、安徽、河南等地。

质量标准:以仁成实,饱满,油性足,无瘪子者佳。

炮制方法:蜜炙瓜蒌子:将瓜蒌子簸挑净杂质,用文火将锅烧热,入药,炒至表面鼓起,色泽变深时,淋入5%炼蜜,再翻炒几下出锅冷却即得。

炮制目的:增强润肺止咳作用。

验收标准:表面鼓起,色度深,呈亮泽,不粘手。

性味与归经:甘,寒。入肺、胃、大肠经。

功能与主治:润肺化痰,滑肠通便。用于燥咳痰黏,肠燥便秘。

第二节 酒 炙 法

炮制目的：①改变药性，引药上行。一些苦寒性药，性本沉降，多用于中、下焦病，酒炙后，不但缓和寒性，免伤脾胃(太寒伤阳)，并且借助酒升提之性，引药上行(酒制升提而制寒)，清上焦疾患。如酒黄连、酒黄柏。②增强活血通络作用，如酒当归、酒地龙。③矫臭、矫味。如酒乌蛇。

炮制方法：先将药材去净杂质，箩去灰屑，与适当比例黄酒拌匀，闷至酒吸尽，将炒锅洗刷干净，用文火将锅烧热，投入药材，要勤翻动，翻均匀，铲铲亮锅底，炒至表面黄色或颜色加深或挂火色时，出锅晾干即得。

炮制经验：切忌随炒随加酒，影响质量。

酒炙品种：黄连、黄芩、当归、龙胆、大黄、白芍、黄柏、乌蛇、蕲蛇、蛇蜕、地龙、仙茅、常山。

黄 连

采收季节：秋季采挖，除去须根及泥沙，晒干。

主要产地：四川、湖北、云南等地。

质量标准：深黄色、单枝、无须毛、无残留的须根者佳。

炮制方法：酒黄连：去净杂质，箩去灰屑，用 12.5% 黄酒拌匀，闷至酒吸尽，用文火将锅烧热，入药，炒至挂火色，出锅晾干即得。

炮制目的：引药上行，善清上焦火热。用于目赤、口疮。

炮制经验：损耗率 4% 左右。

验收标准：带火斑，闻之有酒香气。

性味与归经：苦，寒。入心、脾、胃、肝、胆、大肠经。

功能与主治：清热燥湿，泻火解毒。用于湿热痞满，呕吐吞酸，泻痢黄疸，高热神昏，心火亢盛，心烦不寐，血热吐衄，目赤，牙痛，消渴，痈肿疔疮。外治湿疹，湿疮，耳道流脓。

黄 芩

炮制方法：酒黄芩：挑净杂质，箩去灰屑，需要分档的，要大小分档，用 20% 黄酒拌匀，闷至酒吸尽，用文火将锅烧热，入药，炒至表面深黄色，出锅晾干即得。

炮制目的：缓和苦寒之性，增强清上焦火之功。

炮制经验：损耗率 5% 左右。

验收标准：表面深黄色,带火斑,色泽均匀,无焦糊片。

当 归

炮制方法：酒当归：挑净杂质,箩去灰屑,大小分档,用 10% 黄酒拌匀,闷至酒吸尽,用文火将锅烧热,入药,炒至表面深黄色,出锅晾干即得。

炮制目的：增强活血作用,用于活血通经,跌打损伤。

炮制经验：损耗率 6% 左右。

验收标准：表面黄色挂火斑,色泽均匀,无焦糊片。

龙 胆

采收季节：春、秋季二季采收,去净泥土,晒干。

主要产地：黑龙江、吉林、辽宁等地。习称东北胆草。云南、贵州产,称云贵胆草。

质量标准：以根条粗长,色黄,无残留的疙瘩头,无杂质者佳。

炮制方法：酒龙胆：挑净杂质,箩去灰屑,用 20% 黄酒拌匀,闷至酒吸尽,用文火将锅烧热,入药,炒至表面深黄色,出锅晾干。

炮制目的：引药上行,善清上焦火。用于耳鸣、耳聋、目赤。

炮制经验：损耗率 5% 左右。

验收标准：表面深黄色带火斑,色泽均匀,无焦糊色。

性味与归经：苦,寒。入肝、胆经。

功能与主治：清热燥湿,泻肝胆火。用于湿热黄疸,阴肿阴痒,带下,湿疹,瘙痒,目赤,耳聋,胁痛,口苦,惊风抽搐。

大 黄

炮制方法：酒大黄：簸挑去净杂质,大小分档,箩去灰屑,用 20% 黄酒拌匀,闷至酒吸尽,用文火将锅烧热,入药,炒至表面深黄色,挂火斑,出锅晾干即得。

炮制目的：善清上焦血分热毒,用于目赤肿痛。

炮制经验：损耗率 5% 左右。

验收标准：表面深黄色,挂火斑。

白 芍

炮制方法：酒白芍：挑净杂质,箩去灰屑,用 10% 黄酒拌匀,闷至酒吸尽,用文火将锅烧热,入药,炒至表面黄色,出锅晾干即得。

炮制目的：降低酸寒之性,以达温养脾胃之功。

炮制经验：损耗率 5% 左右。

验收标准：表面黄色,色泽均匀,闻之有酒香气,无焦糊片。

乌 梢 蛇

采收季节：多于夏、秋季二季捕捉，剖开蛇腹，除去内脏，盘成圆盘状，干燥。

主要产地：广东、广西、湖北等地。

质量标准：圆盘状，身干，腹内无杂质，头尾齐全，皮黑褐色，肉黄白色，背脊有棱(俗称瓦楞脊)，质坚实者优。

炮制方法：酒乌梢蛇：先将乌梢蛇刮去鳞片，锅内添入足量清水烧开后，将乌梢蛇分批个个腹朝上，背朝下入沸水中煮片刻，用笊篱捞出至器皿内，仍然腹朝上背朝下放置，上盖麻袋，闷至身软，半日许，用刀剁一寸许段，去头尾晒干。再用20% 黄酒拌匀，闷至酒吸尽，用文火将锅烧热，入药，炒至表面显黄色，带火斑，出锅晾干即得。

炮制目的：矫味，增强活血通络作用。

验收标准：表面略显黄色，带火斑，闻之有酒香气。

炮制经验：传统用酒 30%。该品必须经过沸水浸渍，其目的为：①便于去其腥臭味；②润软便于切段。如浸渍的水浑浊，应换新水。不能干切。损耗率10% 左右。

性味与归经：甘，平。入肝经。

功能与主治：祛风，通络，止痉。用于风湿顽痹，麻木拘挛，中风口眼㖞斜，半身不遂，抽搐痉挛，破伤风，麻风疥癣，瘰疬恶疮。

蕲 蛇

采收季节：多于夏、秋季二季捕捉，剖开蛇腹，除去内脏，洗净，用竹片撑开腹部，盘成圆状，干燥后去竹片。

主要产地：湖北、江西、浙江等地。

质量标准：以身干，条大，头尾齐全，花纹斑块明显者佳。

炮制方法：酒蕲蛇：先将蕲蛇用刀剁成小方块，去头尾，用20% 黄酒拌匀，闷至酒吸尽，用文火将锅烧热，入药，炒至黄色，略带火斑，出锅晾干即得。

炮制目的：增强活血通络作用。

炮制经验：损耗率 4% 左右。

验收标准：表面黄色带火斑，色泽均匀，闻之有酒香气。

性味与归经：甘、咸，温；有毒。入肝经。

功能与主治：祛风，通络，止痉。用于风湿顽痹，麻木拘挛，中风口眼㖞斜，半身不遂，抽搐痉挛，破伤风，麻风疥癣。

蛇 蜕

采收季节：春末夏初或冬初采集，除去泥沙，晒干。

主要产地：浙江、广西、江苏等地。

质量标准：以色白、皮细条长粗大，整齐不破，具光泽，无杂质者佳。

炮制方法：酒蛇蜕：用中眼筛去净杂质，筛下沙土，用25%黄酒喷淋均匀，闷至酒吸尽，用微文火炒至略挂火色，出锅晾干即得。

炮制目的：矫味，增强祛风作用。

炮制经验：该品应酒炒，不应用麸炒。损耗率10%左右。

验收标准：挂黄火色，有酒香气，色均匀，无焦糊气。

性味与归经：咸、甘、平。入肝经。

功能与主治：祛风，定惊，解毒，退翳。用于小儿惊风，抽搐痉挛，翳障，喉痹，疔肿，皮肤瘙痒。

地 龙

采收季节：春、秋季二季捕捉，及时剖开腹部，除去内脏及泥沙，洗净晒干。

主要产地：为多基源品种。其中参环毛蚓主产于广东、广西、福建等地，习称"广地龙"；通俗环毛蚓、威廉环毛蚓、栉盲环毛蚓主产于上海、河南、山东等地，习称"沪地龙"。

质量标准：以条长，身干肉厚不碎，全开，无虫蛀，无杂质者佳。

炮制方法：酒地龙：将地龙肉去净杂质，用15%黄酒拌匀，闷至酒吸尽，用文火将锅烧热，入药，炒至表面黄色带火斑，出锅晾干。

炮制目的：矫味，增强活血通络作用。

炮制经验：损耗率10%左右。

验收标准：色黄挂火色，有酒香气。

性味与归经：咸，寒。入肝、肾、肺经。

功能与主治：清热定惊，通络，平喘，利尿。用于高热神昏，惊痫抽搐，关节痹痛，肢体麻木，半身不遂，肺热喘咳，尿少水肿，高血压。

仙 茅

采收季节：秋、冬二季采挖，除去根头及须根，洗净泥土，晒干。

主要产地：四川、云南、贵州等地。

质量标准：以根条粗匀，质坚脆，外表呈褐色者佳。

炮制方法：酒仙茅：簸挑去净杂质，用10%黄酒拌匀，闷至酒吸尽，文火炒至挂火色，出锅晾干。

炮制目的：降低毒性，增强补肾壮阳的作用。

炮制经验：该品酒炒后药效增强，处方应付酒炒品。写生付生。损耗率3%左右。

验收标准：表面挂火色，有酒香气。

性味与归经：辛，热；有毒。入肾、肝、脾经。

功能与主治：补肾阳，强筋骨，祛寒湿。用于阳痿精冷，筋骨痿软，腰膝冷痹，阳虚冷泻。

常　　山

采收季节：秋季采挖，去净茎叶及须根，洗净，晒干。

主要产地：四川、贵州等地。

质量标准：以质坚脆，断面色淡黄，切片厚薄均匀，无杂质者佳。

炮制方法：酒常山：将常山片去净杂质，筝去灰屑，用10%黄酒拌匀，闷至酒吸尽，用文火炒至黄色带火斑，出锅晾干即得。

炮制目的：缓和寒性，除去副作用。

炮制经验：该品生用令人呕吐，酒制后缓和药性除去副作用。处方应付酒制品，写生付生。损耗率3%左右。

验收标准：黄色挂火斑，有酒香气。

性味与归经：苦、辛，寒；有毒。入肺、肝、心经。

功能与主治：截疟，劫痰，用于疟疾。

第三节　醋　炙　法

炮制目的：①引药入肝，增强活血止痛作用。如延胡索、香附。②降低毒性，如甘遂、红大戟。③矫味，如鸡内金、五灵脂。

炮制方法：先将药材挑净杂质，筝去灰屑，需要分档的，要大小分档，用适量比例米醋拌匀，闷至醋液吸尽，用文火将锅烧热，投入药材，要勤翻动，翻均匀，铲铲亮锅底，炒至表面黄色，或颜色变深，嗅到药材固有气味时，出锅晾干即得。

有的药材，不能拌醋，必须随炒随喷淋醋，如五灵脂、鸡内金、乳香、没药。

炮制经验：凡是能提前拌入醋的药，不允许随炒随喷淋醋，影响质量。

乳香与没药，炒后及时入库，不准露天过夜，更不准直接接触地面，否则会吸潮结块。

醋炙的品种：柴胡、青皮、香附、郁金、三棱、莪术、延胡索、鸡内金、五灵脂、乳香、没药。

柴 胡

采收季节：春、秋采挖,除去地上茎,晒干。柴胡有南北之分。北柴胡(硬柴胡),南柴胡(软柴胡),还有春柴胡(苗柴胡),在春季发芽时采挖,带绿苗,不超过2cm。全草入药。

主要产地:(北柴胡)辽宁、内蒙古、河北、山东等地。(南柴胡)湖北、江苏、四川等地。

质量标准:以身干粗大,无地上茎,无杂质,片子均匀,厚薄适度者佳。

炮制方法:醋柴胡:去净杂质,箩去灰屑,用10%米醋拌匀,闷至醋液吸尽,文火炒至黄色或挂火色,出锅晾干即得。

炮制目的:增强疏肝止痛作用。

炮制经验:损耗率5%左右。

验收标准:色黄或带火色,闻之有醋味。

性味与归经:苦,微寒。入肝、胆经。

功能与主治:和解表里,疏肝解郁,用于感冒发热,肝郁气滞,胸胁胀痛,月经不调,子宫脱垂。

青 皮

采收季节:5—6月,收集自落的幼果,晒干。习称个青皮。7—8月,采收未成熟的果实,在果实上纵剖成四瓣至基部,除去瓤瓣,晒干,习称四花青皮。

主要产地:广东、广西、福建、浙江等地。

质量标准:个青皮,以坚实、皮厚、个均匀、香气浓者佳。四花青皮,以皮黑绿色,内黄白,油性足,香气浓者佳。

炮制方法:醋香皮:挑去杂质,箩去灰屑,用15%米醋拌匀,闷至醋液吸尽,文火炒黄晾干。

炮制目的:增强泄肝理气作用。

炮制经验:损耗率8%左右。

验收标准:表面黄色,有醋味。

性味与归经:苦、辛,温。入肝、胆、胃经。

功能与主治:疏肝破气,消积化滞。用于胸胁胀痛,疝气,乳核,乳痛,食积腹痛。

香 附

炮制方法:醋香附:①将光香附用石碾串成香附米,如小豆大,挑去杂质,箩去灰屑,用20%米醋拌匀,闷至醋液吸尽,用中火将锅烧热,入药,炒至挂火色,颜色变深,出锅晾干。②先将光香附去净杂质,锅内添入适量清水烧开,加入 20% 米醋,立即投入适量香附,醋水以浸过药面 3cm 为宜,开锅后,文火煮制,不断上下翻动,保持开锅,煮至大个内无生心,醋水吸尽,再翻动几下出锅,晾至挺身,软硬适度,切 3mm 片,晒干。

炮制目的:增强调经止痛作用。

炮制经验:本品应提倡煮制切片法,损耗小,且易于煎出有效成分。损耗率串碎 15% 左右,切片 10% 左右。

验收标准:色加深,挂火色,有醋味,色均匀。

性味与归经:苦、辛,温。入肝、胆、胃经。

郁　　金

采收季节:冬、春二季采挖,摘取块根,去净须根及泥土,置沸水中煮透,晒干。

主要产地:四川、浙江、广东、广西等地。

质量标准:以质坚实,外皮皱纹细,断面黄色(冰糖茬),切片 2mm 以下,不炸心,不脱框者佳。产于四川的称川郁金,产于两广的称广郁金,均为上品;产于浙江的为温郁金。

炮制方法:醋郁金:将郁金片,挑去杂质,用 10% 米醋拌匀,闷至醋液吸尽,文火炒至黄色,出锅晾干即得。该品传统制法为 20% 醋水煮透至无生心,切薄片,该法可有效避免炸心和掉框。

炮制目的:增强止痛作用。

炮制经验:损耗率 6% 左右。

验收标准:表面黄色,色泽均匀。

性味与归经:辛、苦,寒。入心、肺、肝、胆经。

功能与主治:行气化瘀,清心解郁,利胆退黄,用于经闭痛经,胸腹胀痛,热病神昏,癫痫发狂,黄疸尿赤。

三　　棱

采收季节:冬、春二季采挖,除去茎苗及须根,洗净,削去外皮,晒干。

主要产地:江苏、河南、山东等地。

质量标准:以体重、质坚实、去净外皮、黄白色、片薄者佳。

炮制方法:醋三棱:簸挑去净杂质,用 20% 米醋拌匀,在锅内铺一层药,喷淋一层醋,如此数层,再拌均匀,闷至吸尽,用文火炒至挂黄火斑,出锅晾干即得。

炮制目的:增强止痛作用,取其引药入血分,缓和药性。

炮制经验:损耗率 6% 左右。

验收标准:表面挂黄火斑,色泽均匀。

性味与归经:辛、苦,平。入肝、脾经。

功能与主治:破血行气,消积止痛。用于癥瘕痞块,瘀血经闭,食积腹痛。

莪 术

采收季节:冬季茎叶枯萎后采挖,洗净,煮至透心,晒干,除去须根及杂质。本品有蓬莪术与温莪术之分,以前者佳。

主要产地:广西、浙江等地。

质量标准:以个均匀,大小似鸽蛋,质坚实,断面灰绿色者佳。

炮制方法:醋莪术:将莪术簸挑去净杂质,用20%米醋拌匀,闷至醋吸尽,用文火炒至挂火色即得。

炮制目的:增强止痛作用。

炮制经验:损耗率5%左右。传统是醋水煮切片。

验收标准:表面挂火色,色泽均匀。

性味与归经:辛、苦,温。入肝、脾经。

功能与主治:行气破血,消积止痛。用于癥瘕痞块,瘀血经闭,食积腹痛,跌打胀痛,早期宫颈癌。

延 胡 索

采收季节:立夏后,茎叶枯萎时采挖,洗净,除去须根,置沸水中煮至内无白心,晒干。

主要产地:浙江等地。

质量标准:以个大、饱满、质坚实、断面黄色、无杂质者佳。

炮制方法:醋延胡索:①将延胡索簸挑干净,锅内添适量清水烧开,加入20%适量米醋,入适量比例延胡索,醋水约浸过3cm,文火煮制,保持开锅,不断上下翻动,煮至大个内无生心,醋水吸尽,再翻动几下出锅,晾至挺身,软硬适量,切2~3mm片,晒干。②将延胡索簸挑干净,拌入20%米醋,闷至醋液吸尽,用文火炒至挂火色带焦斑时,出锅晾干,用时捣碎。

炮制目的:增强止痛作用。

炮制经验:制延胡索:以醋煮制法为好,并且及时切片,便于调剂。醋炒延胡索个,醋液只浮在表皮,吃不透,外熟内生,到夏季表皮易发黏,故不方便调剂,且影响质量。损耗率5%左右。

验收标准:延胡索片表面黄褐色,片子厚薄均匀,有醋味。炒延胡索,表面带焦斑,色泽均匀,有醋味。

性味与归经:辛、苦,温。入肝、脾经。

功能与主治:活血,利气,止痛。用于胸胁脘腹疼痛,经闭痛经,产后瘀阻,跌打肿痛。

鸡　内　金

采收季节：杀鸡后,取出鸡肫剖开,立即剥下内膜,洗净,晒干。

主要产地：全国均产。

质量标准：以色黄,少破碎,干净者佳。

炮制方法：醋鸡内金:先去净杂质,用连壳筛搓碎筛下,箩去灰屑,大小分档,用中火将锅烧热,投入鸡内金,随炒随喷淋 15% 米醋,炒制表面深黄色,卷边不糊边,出锅晾干即得。

炮制目的：矫味,增强疏肝助脾作用。

炮制经验：目前市售的砂烫法非传统制法。以醋炒质量好,沙烫次之。损耗率 8%~10%。

验收标准：表面深黄色,卷边不糊边,色泽均匀,无焦糊色。

性味与归经：甘、涩,平。入脾、胃、膀胱经。

功能与主治：健胃消食,涩精止遗。用于食积不消,呕吐泻痢,小儿疳积,遗尿,遗精。

五　灵　脂

采收季节：全年均可采收,去净杂质,晒干。根据外形不同,分为灵脂块和灵脂米。

主要产地：山西、河北、陕西等地。

质量标准：五灵脂块以黑棕色、油润、有光泽佳。五灵脂米,以体轻,黑棕色,断面黄绿色,无杂质者佳。

炮制方法：醋五灵脂:将五灵脂块,大块剁成小块,五灵脂米,簸挑去净杂质,用中火将锅烧热,入药,随炒随喷淋 10% 米醋,炒制表面有光泽时,出锅晾凉即得。

炮制目的：矫味,增强散瘀止痛作用。

炮制经验：损耗率 6% 左右。

验收标准：表面呈光泽,有醋味。

性味与归经：咸、甘,温。入肝经。

功能与主治：活血化瘀,行血止痛,用于胸胁脘腹刺痛,痛经,闭经。产后血瘀疼痛,跌打肿痛,蛇虫咬伤。

乳　香

采收季节：每年 2—8 月采收,将树干皮部由下向上切伤,使树脂从伤口渗出,数天后凝成块状,采收干燥。

主要产地：利比亚、苏丹、索马里等国。

质量标准:以淡黄色、颗粒状、半透明、无石沙、粉末粘手、气芳香者佳。规格常分为原乳香与乳香珠,以珠优。

炮制方法:醋乳香:将乳香挑净杂质,大块砸小,大小分档,用中火将锅烧热,入药,随炒随喷淋 5% 米醋,炒至表面呈光亮时,出锅晾凉即得。

炮制目的:增强散瘀止痛作用,生用令人恶心,一般醋炒用。

炮制经验:乳香炒后易吸潮,出锅后不要翻动晾晒,更不能露天过夜,以防吸潮结块。损耗率 5% 左右。

验收标准:表面呈亮光,无粘连。

性味与归经:辛、苦、温。入心、肝、脾经。

功能与主治:活血止痛,消肿生肌。用于脘腹疼痛,痛经,经闭,跌打损伤,痈疽疼痛。

没　　药

采收季节:每年 11 月至次年 2 月间采收,多由树干裂缝处渗出,初渗出为黄白色液体,在空气中逐渐变为红棕色硬块。

主要产地:索马里、埃塞俄比亚等国。

质量标准:以块大、红棕色、香气浓、无杂质者佳。

炮制方法:醋没药:炒亮,将没药去净杂质,大块剁成小块,大小分档,箩去灰屑,用中武火将锅烧热,入药,随炒随喷淋 5% 米醋,炒制表面呈亮光泽时,出锅晾凉即得。碎的另炒掺入。

炮制目的:增强散瘀止痛作用,生用令人恶心,一般醋炒用。

炮制经验:没药炒后易吸潮,出锅后不要翻动晾晒,更不能露天过夜,以防吸潮结块。损耗率 5% 左右。

验收标准:表面呈亮光,无粘连结块。

性味与归经:辛、苦、平。归心、肝、脾经。

功能与主治:活血止痛,消肿生肌。用于瘀血疼痛,经闭,癥瘕,痈疽,疮疡溃破,久不收口。

第四节　盐　炙　法

炮制目的:①引药入肾,增强药效,如车前子。②增强滋阴降火作用,如知母。

炮制方法:先将所炙的药,挑净杂质,箩去灰屑,大小分档,拌入盐水,闷至盐水吸尽,将锅洗刷干净,用文火将锅烧热,投入药材,要勤翻动,翻均匀,铲铲亮锅底,炒至表面黄色或挂火色,出锅晾干即得。

用盐量:100kg 药用盐 2kg,溶化盐水适量。

炮制经验:凡是能提前拌入盐水的药,一定要按要求操作,不能随炒随喷洒盐水,否则影响质量。

盐炙的品种:川楝子、补骨脂、沙苑子、胡芦巴、小茴香、益智、橘核、荔枝核、知母、黄柏、车前子、泽泻、韭菜子、蒺藜。

川 楝 子

采收季节:冬季果实成熟呈黄色采收,晒干。

主要产地:四川、云南、贵州等地。

质量标准:以个大饱满,质坚实,外皮金黄色,果肉黄白色,一个切四瓣者佳。

炮制方法:盐炒川楝子:挑簸去净杂质,用 20% 盐水拌匀,闷至盐水吸尽,用文火炒至深黄色,有焦斑时,出锅晾干即得。

炮制目的:增强止痛作用,盐炒的药效优于生品。

炮制经验:损耗率 3%~5%。

验收标准:深黄色有焦斑,尝之有咸味。

性味与归经:苦,寒;有小毒。入肝、小肠、膀胱经。

功能与主治:舒肝行气,止痛,驱虫。用于胸胁脘腹胀痛,疝气痛,虫积腹痛。

补 骨 脂

采收季节:秋季种子成熟时,采收果序,晒干,搓出种子,再晒干。

主要产地:河南、安徽、四川等地。

质量标准:以种子成实,饱满、黑褐色、无杂质者佳。

炮制方法:盐炒补骨脂:去净杂质,笺去灰屑,用 20% 盐水拌匀,闷至盐水吸尽,用文火炒至鼓起,有固有气味逸出时,出锅晾干。

炮制目的:引药入肾,增强纳气补肾作用,用于肾虚尿频,牙痛日久。

炮制经验:损耗率 6% 左右。

验收标准:表面鼓起、色泽均匀,尝之有咸味。

性味与归经:辛、苦,温。入肾、脾经。

功能与主治:温经助阳,纳气,止泻。用于阳痿遗精,遗尿尿频,腰膝冷痛,肾虚作喘,五更泄泻,外用治白癜风,斑秃。

沙 苑 子

采收季节:秋末冬初果实成熟尚未开裂时,采割植株,晒干,打下种子,去净杂质,再晒干。

主要产地：陕西、河北、山西等地。

质量标准：以粒大、饱满、绿褐色、无杂质者佳。

炮制方法：盐炒沙苑子：去净杂质，箩去灰屑，用 15% 盐水拌匀，闷至盐水吸尽，用文火炒至鼓起，晾干即得。

炮制目的：增强补肾固精作用。

炮制经验：损耗率 5% 左右。

验收标准：表面鼓起，色泽均匀，无焦糊片，干净，尝之有咸味。

性味与归经：甘，温。入肝、肾经。

功能与主治：温补肝肾，固精，缩尿，明目。用于肾虚腰痛，遗精早泄，白浊带下，小便余沥，眩晕目昏。

胡 芦 巴

采收季节：秋季果实成熟时，采割植株，晒干，打下种子，去净杂质，再晒干。

主要产地：河南、安徽、四川等地。

质量标准：以个大饱满，无杂质者佳。

炮制方法：盐炒胡芦巴：去净杂质，箩去灰屑，用 15% 盐水拌匀，闷至盐水吸尽，用文火炒至鼓起，颜色变深，出锅晾干即得。

炮制目的：增强补肾散寒止痛作用。

炮制经验：损耗率 5% 左右。

验收标准：表面鼓起色加深，色泽均匀，无焦糊色，干净，尝之有咸味。

性味与归经：苦，温。入肾经。

功能与主治：温肾，祛寒，止痛。用于肾脏虚冷，小腹冷痛，小肠疝气，寒湿脚气。

小 茴 香

采收季节：夏季果实成熟时采收，除去枝叶，稍蒸或沸水略烫后晒干。

主要产地：山西、山东、陕西等地。

质量标准：以粒大、饱满、色绿、身干、无枝梗、无杂质者佳。

炮制方法：盐炒小茴香：去净枝梗及杂质，箩去灰屑，用 15% 盐水拌匀，闷至盐水吸尽，用文火炒至表面金黄色，出锅晾干即得。

炮制目的：增强暖肾散寒止痛作用。

炮制经验：损耗率 7% 左右。

验收标准：色黄，色泽均匀，无焦糊片，尝之有咸味。

性味与归经：辛，温。入肝、肾、脾、胃经。

功能与主治：散寒止痛，理气和胃。用于寒疝腹痛，睾丸偏坠，痛经，少腹冷痛,脘腹胀痛,食少吐泻,睾丸鞘膜积液。

益 智

采收季节:秋季果实由绿变红时采收,晒干。

主要产地:海南岛、广东、广西等地。

质量标准:以身干、个大,成实饱满、无杂质者佳。

炮制方法:盐炒益智:簸净杂质,用中武火炒制表面鼓起,呈焦褐色,出锅立即用石碾轧碎,去净外皮。取净仁,再拌入 15% 盐水,闷至盐水吸尽,用文火炒干出锅即得。

炮制目的:去皮为纯净药材,增强暖肾固气作用。

炮制经验:炒后趁热立即去皮,碾压时不要压碎仁,不能过夜,以防吸潮不易去皮。损耗率 40%~45%。

验收标准:净仁无皮壳,色泽均匀,尝之有咸味。

性味与归经:辛,温。入脾、肾经。

功能与主治:温脾止泻,摄唾涎,暖肾固精缩尿。用于脾寒泄泻,腹中冷痛,口多唾涎,肾虚遗尿,小便频数,遗精白浊。

橘 核

采收季节:果实成熟时采集,晒干。

主要产地:福建、浙江、广东等地。

质量标准:以果核饱满、粒均匀、色黄白、无杂质者佳。

炮制方法:盐炒橘核:挑去杂质,箩去灰屑,用 15% 盐水拌匀,闷至盐水吸尽,用文火炒至表面鼓起呈黄色,出锅晾干即得。

炮制目的:增强疗疝作用。

炮制经验:损耗率 5% 左右。

验收标准:表面鼓起色黄,色泽均匀,无焦糊色,尝之有咸味。

性味与归经:苦,平。入肾、肝经。

功能与主治:理气,散结,止痛。用于小肠疝气,睾丸疼痛,乳痈肿痛。

荔 枝 核

采收季节:夏季果实成熟时采集,晒干。

主要产地:广东、广西、福建等地。

质量标准:以身干、粒饱满者佳。

炮制方法:盐炒荔枝核:去净杂质,破成小块,用 15% 盐水拌匀,闷至盐水吸尽,用文火炒黄,挂火色,出锅晾干即得。

炮制目的:增强疗疝止痛作用。

炮制经验:损耗率 3% 左右。

验收标准:挂火色,有盐霜,色均匀,尝之有咸味。

性味与归经:甘、微苦,温。入肾、肝经。

功能与主治:行气散结,祛寒止痛。用于寒疝腹痛,睾丸疼痛。

知 母

采收季节:夏、秋二季采挖,以秋采佳。去须根晒干,为毛知母。去外皮晒干,为知母肉。

主要产地:河北、东北、内蒙古等地。

质量标准:以条粗长,去外皮,肥大色白,切片厚薄均匀,无杂质者佳。

炮制方法:盐炒知母:去净杂质,需要分档的,按大小分档,筹去灰屑,用 15% 盐水拌匀,闷至盐水吸尽,用文火炒至表面黄色,出锅晾干。

炮制目的:引药入肾,增强滋阴润燥的作用。

炮制经验:损耗率 5% 左右。

验收标准:表面黄色带火斑,色均匀,尝之有咸味。

性味与归经:苦,寒。入肺、胃、肾经。

功能与主治:清热泻火,滋阴退蒸。用于高热烦渴,肺热咳嗽,阴虚低热,骨蒸潮热,内热消渴,肠燥便秘。

黄 柏

炮制方法:盐炒黄柏:去净杂质,大小分档,筹去灰屑,用 20% 盐水拌匀,闷至盐水吸尽,用文火将锅烧热,入药,炒至挂火色,出锅晾干。

炮制目的:增强滋阴降火,退虚热的作用。

炮制经验:损耗率 4% 左右。

验收标准:表面挂火色,有盐霜或咸色,色泽均匀,无焦糊色。

性味与归经:苦,寒。入肺、胃、肾经。

说明:性味与归经,功能与主治等,已在黄柏炭详述,故不再重述。

车 前 子

采收季节:夏、秋种子成熟时采收,去净杂质,晒干。

主要产地:全国各地均产。

质量标准:以粒大、饱满、色黑、无杂质者佳。

炮制方法:盐炒车前子:去净杂质,筹去灰屑,用 20% 盐水拌匀,稍闷,过细筛筛下,搓开结块,用文火炒鼓,有爆裂声时,出锅晾干即得。

炮制目的:引药入肾,增强利尿作用。

炮制经验:本品遇水发黏易结块,拌入盐水后过筛,搓开结块,如随炒随喷盐水,易出现小疙瘩。损耗率 6% 左右。

验收标准:色黑褐,尝之有咸味,无结块,干净。

性味与归经:甘,寒。入肝、肾、肺、小肠经。

功能与主治:清热利尿,渗湿通淋,明目,祛痰。用于水肿胀满,热淋涩痛,暑湿泄泻,目赤肿痛,痰热咳嗽。

泽　泻

采收季节:冬季茎叶枯萎时采挖,洗净,晒干。

主要产地:福建、四川等地。前称建泽泻,后称川泽泻。

质量标准:以个大,质坚实,色黄白,粉性足,切片约 3mm 者佳。

炮制方法:盐炒泽泻:去净杂质,用 15% 盐水拌匀,闷至盐水吸尽,用文火炒至挂火色,晾干。

炮制目的:引药下行,增强清热利尿的作用。

炮制经验:损耗率 3% 左右。

验收标准:表面挂火色,有盐霜出现。

性味与归经:甘,寒。入肾、膀胱经。

功能与主治:利小便,清湿热。用于小便不利,水肿胀满,泄泻尿少,痰饮眩晕,热淋涩痛,高脂血症。

韭 菜 子

采收季节:秋季果实成熟时,采收果序,晒干,搓出种子,去净杂质,再晒干。

主要产地:全国各地均产。

质量标准:以身干饱满、色黑、无杂质者佳。

炮制方法:盐炒韭菜子:去净杂质,箩去灰屑,用 15% 盐水拌匀,闷至盐水吸尽,用文火炒至表面鼓起,香气逸出时,出锅晾干。

炮制目的:引药入肾,增强补肾固涩作用。

炮制经验:损耗率 4% 左右。

验收标准:表面鼓起,显盐霜,炒色均匀,无焦糊色,干净。

性味与归经:辛,甘,温。入肝、肾经。

功能与主治:温补肝肾,壮阳固精。用于阳痿遗精,遗尿尿频,白浊带下。

蒺 藜

采收季节:秋季果实成熟时采集,打下种子,去净杂质,再晒干。本品有软、硬两种。

主要产地:山东、河北、河南等地。

质量标准:以颗粒均匀饱满、坚实、色灰白,无杂质者佳。

炮制方法:盐炒蒺藜:用中火将锅烧热,入药炒至表面黄色,出锅,立即趁热用石碾串去刺,笸去灰屑,簸净杂质,拌入15%盐水炒干挂火色,即得。用时捣碎。

炮制目的:去刺除去毒性,增强药效。

炮制经验:炒后应立即去刺,凉后易疲软,刺不易去净。损耗率5%左右。

验收标准:去刺净,握之不扎手,干净。

性味与归经:辛、苦,微温;有小毒。入肝经。

功能与主治:平肝解郁,活血祛风,明目,止痒。用于头痛眩晕,胸胁胀痛,乳闭乳痈,目赤翳障,风疹瘙痒。

第五节　生姜汁炙法

炮制目的:①抑制寒性,增强和胃止呕作用,如黄连。②除去副作用,增强药效。如厚朴。

炮制方法:将所炒炙的药材,挑净杂质。笸去灰屑。用10%~15%生姜汁拌匀,闷至姜汁吸尽。将炒锅洗刷干净,用文火将锅烧热,投入药材,要勤翻动,翻均匀,铲铲亮锅底,炒至表面黄色或挂火色。嗅到药材与姜汁混合气味时,出锅晾干即得。

备制姜汁:将鲜生姜洗净切片,置容器内捣烂,加适量清水后榨取汁,反复压榨三次,合并收汁,约10%~25%姜汁。

用生姜量:100kg药,用生姜10kg。

用干姜量:100kg药,用干姜3kg可替代。将干姜置锅内用水煎煮两次,每次约20分钟,合并浓缩姜汁10%~25%。

姜炙的品种:草果、姜黄连、竹茹、厚朴。

草　果
炮制方法:姜汁炙草果:取净草果,用10%姜汁拌匀,闷至姜汁吸尽,用文火炒至黄色,出锅晾干即得。

炮制目的:增强和胃止呕作用。

炮制经验:损耗率1%左右。

验收标准:表面黄色,色泽均匀,闻之有姜汁味,无焦糊色。

黄　连
炮制方法:姜汁炙黄连:以黄连片最好,如黄连个,掰成小块,除去杂质,将黄连拌入 10% 姜汁,闷至姜汁吸尽,用文火炒至呈现火色,出锅晾干即得。

炮制目的:抑制苦寒之性,增强和胃止呕作用。

炮制经验:损耗率 2% 左右。

验收标准:表面呈现火色,嗅之有姜味。

竹 茹

采收季节:全年均可采制,以冬至采伐当年鲜竹为宜。取新鲜茎,除去外皮,将稍带绿色的中间层制成丝条,阴干。

主要产地:江苏、浙江、江西等地。

质量标准:以身干丝细均匀,色黄绿,质柔软,无硬片,有弹性者佳。

炮制方法:姜汁炙竹茹:去净杂质,抽净竹筋,用 15% 姜汁,喷淋均匀,待汁吸尽,用文火翻炒至挂火色,出锅晾干,再团成竹茹团即得。

炮制目的:增强温胃止呕作用。

炮制经验:损耗率 8% 左右。

验收标准:表面挂火色均匀,有姜汁味。

性味与归经:甘,微寒。入肺、胃经。

功能与主治:清热化痰,除烦止呕。用于痰热咳嗽,胆火夹痰,烦热呕吐,惊悸失眠,中风痰迷,舌强不语,胃热呕吐,妊娠恶阻,胎动不安。

厚 朴

采收季节:4—6 月,剥取根皮及枝皮,直接阴干,干皮置沸水中略煮后,堆至阴湿处"发汗",至内长表面变紫褐色或棕褐色时,再蒸软,卷成筒状,干燥。

主要产地:四川、湖北、湖南等地。

质量标准:以皮厚、肉细、内色深紫、油性大、香味浓、嚼之无残渣者佳。

炮制方法:姜汁炙厚朴:①去净杂质,笋去灰屑,用 25% 姜汁拌匀,闷至姜汁吸尽,用文火炒至略带火色,出锅晾干。②取生姜(按比例)洗净切片,置锅内煮制约 20 分钟,姜水约占厚朴的 30% 左右,加入厚朴炒制,不断翻动,炒至姜水吸尽,出锅晾干,拣去生姜,笋去碎屑即得。

炮制目的:生品戟人咽喉,姜汁炙后,除去副作用,增强温胃止呕作用。

炮制经验:损耗率 5% 左右。以第二法为佳。

验收标准:略见火色,闻之有姜炙香气。

性味与归经:苦、辛,温。入脾、胃、肺、大肠经。

功能与主治:燥湿消痰,下气除满。用于湿滞伤中,脘痞吐泻,食积气滞,腹胀便秘,痰饮喘咳。

第六节　米泔水制法

米泔水,即淘米水,大米、小米均可。用第二遍淘米水(俗称二泔),为水与淀粉的混悬液,对油有吸附作用。如无淘米水,可用大米或小米代之,其做法是:100kg 药,用小米 1kg,加水煎煮 30 分钟,取汤约 25% 左右,用汤弃米。

苍　术

采收季节:春、秋采挖,以秋季为宜,除去泥沙,晒干,撞去须根或放铁筛内用火烧去须根。

主要产地:江苏、浙江、安徽等地。

质量标准:身干色正、体肥、断面朱砂点多而明显、无霉变、无须根、无杂质者佳。

炮制方法:炒苍术:①将苍术去净杂质,萝去灰屑,大小分档,用25%的米泔水拌匀,见潮为宜,闷至米泔水吸尽,用文火将锅烧热,入药,要勤翻动,翻均匀,铲铲亮锅底,炒制表面呈黄色,挂火斑,出锅晾干即可。②将苍术去净杂质,大小分档,按麸炒法,炒制表面黄色,筛去麸皮,放凉即可。

炮制目的:减缓其燥性,增强健脾作用。

炮制经验:该品以米泔水炙最好,应提倡此法。损耗率5%左右。

验收标准:表面黄色有火斑,色泽均匀。

性味与归经:辛、苦,温。入脾、胃经。

功能与主治:燥湿健脾,祛风散寒,明目。用于脘腹胀满,泄泻,水肿,脚气,风湿痹痛,风寒感冒,夜盲。

第七节　羊脂油炙法

将羊脂切片,炼油去渣备用。

淫　羊　藿

采收季节:夏、秋二季茎叶茂盛时采割,除去粗梗及杂质,晒干。

主要产地:陕西、山西、辽宁、四川。

质量标准:以叶多、色黄绿、不破碎,无粗梗,无杂质者佳。

炮制方法:羊油炙淫羊藿:将淫羊藿摘叶去梗,切成 10mm 宽的丝片,取 20% 羊脂炼油化开,将锅烧温(以保持锅温不凉为度),在锅内铺一层药,均匀喷淋一层油,如此间隔几层,再用手上下翻搓均匀,出锅置容器内,稍闷,将锅烧热,微文火炒至叶表面油挂均匀,略见火色,出锅放凉,即得。

炮制目的:增强补肾助阳祛风湿作用。

炮制经验:锅加温之目的:油遇热而熔化,叶片吸油均匀。该品应去枝梗取净叶,枝梗是非药用部分,净制损耗 50%~60%。羊油炙损耗率 5% 左右。

验收标准:叶表面油挂均匀,呈亮光色,略见火斑,无焦糊色。处方不用生品。

性味与归经:辛、甘,温。入肝、肾经。

功能与主治:补肾阳,强筋骨,祛风湿。用于阳痿遗精,筋骨痿软,风湿痹痛,麻木拘挛,更年期高血压。

第八节 其他炙法

黄 连

炮制方法:萸黄连:取黄连个砸成小块或黄连片,去净杂质,箩去灰屑。取 6% 的制吴茱萸,加水煎煮两次,合并煎液,浓缩至 20% 左右,拌入黄连内,闷至吸尽,以文火炒干,略见火色,取出晾干即得。

炮制目的:抑制苦寒之性,增强舒肝和胃止呕作用,用于肝胃不和,呕吐吞酸。

实践经验:表面呈现火色,嗅之有吴茱萸味。损耗率 2% 左右。

郁 金

炮制方法:矾水炙郁金:将锅用文火烧热,加入 6% 白矾融化,加 15% 左右清水,与白矾液混合烧开,投入净郁金片,炒至矾水吸尽,表面略挂火色,出锅晾干即得。

炮制目的:增强清心解郁作用。用于痰热蒙蔽清窍之癫痫狂证。

实践经验:表面火色均匀,表面挂有白矾之霜。损耗率 2% 左右。

第五章 烫法

烫法可分为:砂烫、滑石粉烫、蛤粉烫。

第一节 砂 烫 法

由于砂质地坚硬,传热快,温度高,故部分质硬的药材用砂烫。

取砂:建筑用河砂(清砂、黄砂均可),用细铁丝筛筛下,用60目箩,箩去细砂土不用,再用清水洗净晒干,备用。

炮制目的:①提高疗效,便于去毛,利于煎出有效成分。如龟甲、狗脊。②降低毒性,便于去皮毛。如马钱子。

炮制方法:将砂置锅内,用中火炒至砂呈活动状态时,投入药材,要勤翻动,翻均匀,铲铲砂盖药,烫至鼓起或酥透时,迅速出锅,立即筛出砂子,有的立即醋淬后,晒干,有的下一步加工去毛或去皮毛。

炮制经验:①砂越炒越好用,第一锅的温度不好控制,故第一锅少放药,以防意外。②烫马钱子的砂,用后立即处理掉,不能用来烫制其他药材,刮下的皮毛,必须立即烧掉,不能乱扔乱倒。③烫狗脊与毛姜的砂子,必须专砂专用,不能烫制其他药材。

砂烫的品种:鳖甲、龟甲、穿山甲、狗脊、骨碎补、马钱子。

鳖 甲

采收季节:全年均可捕捉,捕捉后杀死,置沸水中烫至背甲上硬皮能剥落时,取出,剎取背甲,除去残肉,洗净,晒干。

主要产地：湖北、湖南等地。

质量标准：以块大，无残肉者佳。

炮制方法：烫鳖甲：①将鳖甲浸泡缸中，约一周许，至残留的黑皮及腐肉脱落时，取出清水洗净，除去黑皮及腐肉，按其身形成的自然段掰开，用清水洗至无异味止，晒干待用。此法宜夏秋用。②将鳖甲用清水浸泡2小时许，置蒸笼内武火蒸2小时许，取出浸泡在热水中，立即用铁刷除去黑皮及腐肉，洗净，掰成小块，再洗净，晒干待用。③烫制：用中火将砂炒热，投入净鳖甲，烫至表面黄色，手掰即断，断面白色，迅速出锅，筛出砂子，立即投入20%米醋浸淬，少时，捞出晒干。

炮制目的：矫味，增强滋阴潜阳软坚散结的功效。

炮制经验：传统炮制用醋40%，以后改30%，还勉强尚可，现用20%醋淬，无法淬制。损耗率15%左右。

验收标准：表面色黄，断面白色，无异味，手掰即断。以水浸泡处理者为佳。

性味与归经：咸，寒。入肝、脾经。

功能与主治：滋阴潜阳，软坚散结，退热除蒸。用于阴虚发热，劳热骨蒸，经闭，癥瘕，久疟疟母。

龟　　甲

采收季节：全年均可捕捉，以秋、冬二季为多，捕捉后杀死或沸水中烫死，剁取背甲与腹甲，除去残肉，晒干。

主要产地：湖南、湖北等地。

质量标准：以块大，无残肉者佳。以腹甲为优，背甲次之。

炮制方法：烫龟甲：①除去黑皮及残肉法同鳖甲（龟甲时间约10天，龟甲时间约15天）。②烫制：用中火将砂炒热，入药，烫至表面黄色，手掰即断，断面浅黄色，迅速出锅，筛去砂子，入20%米醋浸淬，捞出晒干即得。

炮制目的：矫味，便于煎出药效，增强平肝敛阴的作用。

炮制经验：传统炮制用醋40%，后改30%，勉强可以，今又改20%，太少，无法淬之。损耗率15%左右。

验收标准：表面黄色，手掰即断，无异味，无烫糊色。

性味与归经：咸、甘，微寒。入肝、肾、心经。

功能与主治：滋阴潜阳，益肾强骨，养血补心。用于阴虚潮热，骨蒸盗汗，头目眩晕，虚风内动，筋骨痿软，心虚健忘。

穿　山　甲

采收季节：全年均可捕捉，捕捉后杀死，剁取甲片，晒干。

主要产地：广东、广西、云南、贵州等地。

质量标准：以片匀,色青黑,无腥气,不带皮肉者佳。

炮制方法：烫穿山甲:先将穿山甲片按大小、厚薄分为四档,用中火将砂炒热,按一小二薄三大四厚顺序烫制,烫至表面鼓起,金黄色,掰断烫透无生心,断面白色不过火,迅速出锅,筛出砂子,入 30% 米醋浸淬后,捞出晒干。

炮制目的：便于煎出药效,易于粉碎。

炮制经验：本品价昂贵,烫制格外细心,烫制砂的温度是关键,烫第一锅,烫小片,少入药,为的是测试砂的温度,砂不热炮不起来,砂太热易糊药,砂越用越好用,炮后质量,一色黄,二炮透,三不糊边。损耗率 5%~8%。

验收标准：色黄,酥透,无生心,不糊边。

性味与归经：咸,微寒。入肝、胃经。

功能与主治：通经下乳,消肿排脓,搜风通络。用于闭经,癥瘕,乳汁不通,痈肿疮毒,关节痹痛,麻木拘挛。

备注：穿山甲已列为我国一级野生保护动物,《中国药典》2020 年版已不再收载穿山甲药材。

狗 脊

采收季节：秋、冬二季采挖,除去泥沙、梗、根、叶柄及金色绒毛,切厚片,晒干,为生狗脊片。蒸后晒至 6~7 成干,切厚片,晒干,为熟狗脊片。

主要产地：四川、福建等地。

质量标准：片子以厚薄均匀、坚实无毛、无空心、无杂质者佳。

炮制方法：烫狗脊:去净杂质,大小分档,按先烫碎片,再烫薄片,再烫厚片的顺序,用中火将砂炒热,入药,烫至鼓起,呈深黄色,出锅,筛去砂子,刮去残存的绒毛即得。

炮制目的：便于刮去毛,易于煎出药效。

炮制经验：损耗率 10%~13%。

验收标准：表面鼓起,深黄色,毛干净。

性味与归经：苦、甘,温。入肝、肾经。

功能与主治：补肝肾,强筋骨,祛风湿。用于腰膝酸软,下肢无力,风湿痹痛。

骨 碎 补

采收季节：全年均可采挖,燎去茸毛,切厚片,晒干。

主要产地：浙江、湖北、青海等地。

质量标准：以片子厚薄均匀、色红棕、无茸毛者佳。

炮制方法:烫骨碎补:去净杂质,大小分档,用中火将砂炒热,入药,烫至鼓起,色变深,出锅,筛去砂子,去净茸毛即得。

炮制目的:便于去毛,易于煎出药效。

炮制经验:缝制一个三米长的布袋,装上砂子,装入刚出锅的骨碎补,二人各执一端撞之,去毛率高。损耗率 15% 左右。

验收标准:表面鼓起,无茸毛。

性味与归经:苦,温。入肝、肾经。

功能与主治:补肾强骨,续伤止痛。用于肾虚腰痛,耳鸣耳聋,牙齿松动,跌扑闪挫,筋骨折断。

马 钱 子

采收季节:种子成熟时采收。

主要产地:印度、越南、缅甸等国家。

质量标准:以个大,成实饱满,灰棕色,微带绿,有细密毛茸,无瘦瘪者佳。

炮制方法:烫马钱子:用中火将砂炒热,入药,烫至表面鼓起,茸毛色变深,用刀切开无生心,断面黄白色,出锅筛去砂子,刮去皮毛,用时压成细粉,不入煎剂,用量遵医嘱。

炮制目的:降低毒性,便于刮毛,易于粉碎。

炮制经验:砂用后立即倒掉,刮下的皮毛立即烧掉,不得随意乱扔。传统烫制马钱子是用滑石粉,后改为砂烫,目的是利于刮毛。但砂烫温度高,容易烫焦糊,应掌握砂的温度。损耗率 15%~20%。

验收标准:烫透无生心,皮毛去干净。

性味与归经:苦,温;有大毒。入肝、肾经。

功能与主治:通络止痛,散结消肿。用于风寒湿痹,麻木瘫痪,跌仆损伤,痈疽肿痛,小儿麻痹后遗症,类风湿性关节炎。

第二节 滑石粉烫与蛤粉烫

滑石粉,性味甘寒,有清热利湿利水解暑的作用,常用其提高温度,烫制药材,并起到矫臭矫味的作用。

蛤粉,即煅海蛤粉,味苦、咸,性平。有清热利湿,化痰散结的作用。用明火煅红透,粉碎成极细粉,用来烫制胶类药材,其温度低于滑石粉,易于控制温度,但成本高。自 20 世纪 60 年代以来,多以滑石粉代替,故此说明。

炮制目的:①矫臭矫味,便于切制和服用,如刺猬皮、水蛭。②便于煎煮和粉碎,如阿胶、鱼鳔胶。

炮制方法:用文火将滑石粉炒至呈灵活状态时,入药,要勤翻动,翻均匀,铲铲贴锅底,烫制鼓起无生心或表面黄色时,出锅,筛去滑石粉,有的再切段即得。

炮制经验:烫制胶类药材,用新滑石粉。用过的粉可用来烫制其他药材,如水蛭。

蛤粉烫制的品种:阿胶、其他胶类。

滑石粉烫制的品种:刺猬皮、水蛭、鱼鳔胶、玳瑁、狗鞭等。

阿 胶

炮制方法:烫阿胶珠:将阿胶剁成小方丁块。如阿胶丁大,必须破刀,再筛去碎胶另炒,用文火将煅蛤粉炒至呈灵活状态时,入药,烫至呈圆球形,浮于粉面,掰开无生心时,出锅筛去粉;碎胶烫至鼓起,浮于粉面,箩去余粉即得。

炮制目的:使其黏性降低,补而不腻,便于煎药。

炮制经验:控制蛤粉的温度是关键,粉过热,胶下锅立即黑皮,过凉不鼓出麻子。烫第一锅尽量少入药,测试滑石粉的温度。滑石粉越炒越好用。损耗率 8%~10%。

验收标准:鼓起圆球状,无生心,无焦糊球,无麻子球。

性味与归经:甘,平。入肺、肝、肾经。

功能与主治:补血滋阴,润燥,止血。用于血虚萎黄,眩晕心悸,肌萎无力,心烦不眠,虚风内动,肺燥咳嗽,劳嗽咳血,吐血,尿血,便血,崩漏,妊娠胎漏。

蒲黄炒阿胶珠

炮制方法:用适量细蒲黄粉,文火炒热,入阿胶丁小块,烫至鼓起呈圆球状,浮于粉面,内无生心,出锅筛去蒲黄粉。余粉视情况留用。可炒蒲黄炭用。

炮制目的:增强止血作用。

炮制经验:损耗率 8%~10%。

验收标准:表面呈黄色,球形无生心。

刺 猬 皮

采收季节:全年均可捕捉,捕捉后,将皮剥下,除去油脂,撒上一层石灰,于通风处阴干。

主要产地:全国各地均产。

质量标准：以张大，肉脂干净，刺毛整洁者佳。

炮制方法：烫刺猬皮：用文火将滑石粉炒热，投入刺猬皮1~2张，用笊篱翻动，烫至刺呈黄色，捞出，用刀剁成寸许方块或切成方块，筛去余粉，即得。

炮制目的：矫味，赋色，便于服用。

炮制经验：损耗率10%左右。

验收标准：色黄，刺不扎手，无焦糊色。

性味与归经：苦、涩，平。入肾、胃、大肠经。

功能与主治：止血，行瘀，止痛，固精，缩尿。用于胃痛吐食，痔漏下血，遗精，遗尿。

水　蛭

采收季节：夏、秋二季捕捉，用沸水烫死，晒干。

主要产地：江苏、山东等地。

质量标准：以身干，条整齐，色黑褐，无杂质者佳。

炮制方法：烫水蛭：用文火将滑石粉炒热，入水蛭，烫至鼓起，无生心，腥臭味逸出，呈微黄色，出锅，筛去滑石粉即得。

炮制目的：矫臭矫味，杀死虫卵，减低毒性，便于服用。

炮制经验：损耗率10%左右。

验收标准：鼓起烫透，微黄色，无焦糊色。

性味与归经：咸、苦，平；有小毒。入肝经。

功能与主治：破血，逐瘀，通经。用于癥瘕痞积，血瘀经闭，跌仆损伤。

鱼　鳔　胶

采收季节：全年均可捕捉，捕捉后，取出鱼鳔，压扁，干燥。

主要产地：浙江、福建等地。

质量标准：以质韧，加水膨胀，煮之全溶化者佳。

炮制方法：烫鱼鳔：将鱼鳔剪成方块，用文火将滑石粉炒热，入药，烫至膨胀鼓起，内无生心，出锅，筛去滑石粉即得。

炮制目的：便于煎服，利于制剂。

炮制经验：损耗率10%左右。

验收标准：膨胀鼓起，掰开无生心。

性味与归经：甘、咸，平。入肾经。

功能与主治：补肾固精，滋养筋脉，止血，散瘀，消肿。用于肾虚滑精，产后风痉，破伤风，吐血，血崩，创伤出血，痔。

玳 瑁

采收季节：多于春末夏初捕捉，用沸水烫后，剥下甲片，洗净，干燥。

主要产地：广东、海南、中国台湾省等地。

质量标准：以片匀，色青黑，无腥气，无带皮肉者佳。

炮制方法：烫玳瑁：将玳瑁剪成方块，用文火将滑石粉炒热，入药，烫至膨胀鼓起，内无生心，出锅筛去滑石粉即得。

炮制目的：便于煎服，利于制剂。

炮制经验：损耗率10%左右。

验收标准：鼓起无生心，无焦糊色。

性味与归经：甘，寒。入心、肝经。

功能与主治：镇心，平肝，清热，解毒。用于热病神昏，谵语惊狂，斑疹吐衄，惊风抽搐，痈肿疮毒。

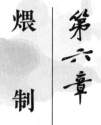

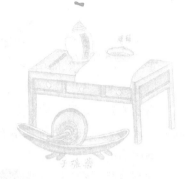

第六章　煨制

炮制目的：除去药中部分挥发油或刺激性成分,缓和药性,降低副作用,增强药效。如木香、肉豆蔻。

炮制方法：①面粉裹煨,将药材用湿面团包裹,置滑石粉中烫至面皮焦黄色,内部烫透无生心,出锅,筛去滑石粉,立即扒去面皮即得,如肉豆蔻。②用湿面皮将药包裹,置无烟火上烤制面皮焦黄色,扒去面皮即得,如生姜。③用麸皮以蒸代煨,将肉豆蔻在清水中浸泡2小时许,用蒸笼铺一层麸皮,放一层肉豆蔻,间隔几层,上锅用武火蒸至圆气后,再蒸2小时,蒸至肉豆蔻透心,出笼,筛去麸皮,立即切4mm片,晒干。用麸皮量,100kg药用麸皮40kg。④用滑石粉以炒代煨,滑石粉与肉豆蔻一同入锅,以文火炒至发出噗噗的响声时,煨透无生心,出锅筛去滑石粉。⑤用铁丝匾烘烤煨,在铁丝匾内铺一层吸油纸,铺一层木香,间隔几层,上铺吸油纸,上面用铁丝捆住,置烘干室或吊置火炉上面烘烤,煨至挥发油吸于纸上,取出即得。⑥用麸皮以炒代煨,将所煨的药与麸皮一同入锅,文火翻炒至麸皮呈焦黄色时,筛去麸皮。如煨木香,煨诃子肉,煨葛根等。

炮制经验：煨肉豆蔻,批量生产可采用麸皮蒸法,吸油率与产量双高,且利于切片,便于调剂。小生产可采用面裹煨,尽量不采用滑石粉炒煨。其他小品种可采用麸皮炒煨。如木香、诃子、葛根等。

肉豆蔻

采收季节：每年4—6月及11—12月各采一次果实,除去果皮及假种皮,再敲脱黑色坚实的种皮,取出种仁,用石灰乳浸一天后,取出低温干燥。

主要产地：马来西亚,印度尼西亚等国。

质量标准：以个大、坚实饱满,体重,香气浓者佳。

炮制方法：煨肉豆蔻：①面裹煨，一斤面粉，一斤肉豆蔻，将面粉用清水和成软硬适宜的面团，再将肉豆蔻数一下多少个，然后将面团制成同等数量的面皮，将肉豆蔻包裹起来，用文火将滑石粉炒热，入药，煨至面皮呈焦黄色，肉豆蔻透心，出锅筛去滑石粉，立即扒去面皮即得。②用麸皮以蒸代煨，先将肉豆蔻用清水浸泡 2 小时许，上锅用武火蒸至圆气后，再蒸 2 小时许，不时向锅内加水，蒸至肉豆蔻透心，见油渗出，停火出笼，筛去麸皮，立即切 4mm 片，晾干即得。用麸皮量，100kg 药用麸皮 40kg。

炮制目的：除去部分油，增强涩肠止泻作用。

炮制经验：本品一般不生用，建议批量生产用麸皮蒸法，小生产宜面煨。损耗率 8% 左右。面煨是古法，麸蒸法是 1977 年改进法。

验收标准：无生心，油渗出。不论是面煨还是蒸法，均要求无生心。

性味与归经：辛，温。入脾、胃、大肠经。

功能与主治：温中行气，涩肠止泻。用于脾胃虚寒，久泻不止，脘腹胀痛，食少呕吐。

木 香

采收季节：冬季采挖，除去泥土须根及地上茎叶，大的再纵切成瓣，干燥后，撞去粗皮。

主要产地：云南，故称云木香。产于印度、缅甸的经广州进口的木香，统称广木香。因集散广州而得名。自 50 年代后期，已不进口了。

质量标准：以条匀，质坚实，油性足，香气浓者佳。

炮制方法：煨木香：①在铁丝匾内铺一层吸油纸，铺一层木香，间隔几层，置烘干室低温煨烘，或将铁丝匾吊火炉上烤，使木香油吸于纸上。②以麸皮炒煨：锅内放入适量麸皮，再一同放入木香片，用文火煨炒至麸皮呈焦黄色，木香微黄色时，取出筛去麸皮即得。

炮制目的：实肠止泻，用于泄泻腹痛。

炮制经验：损耗率 5% 左右。煨的目的是去油，用吸油纸是传统方法。

验收标准：表面微黄色，煨出部分油。

性味与归经：辛、苦，温。入脾、胃、大肠、三焦经。

功能与主治：行气止痛，健脾消食。用于胸腹胀痛，泻痢后重，食积不消，不思饮食。

诃 子

采收季节：秋冬二季采摘成熟果实，晒干。

主要产地：云南、广东等地。

质量标准：以个大，质坚实，肉厚饱满，外皮黄棕色，微皱，有光泽者佳。

炮制方法：煨诃子肉：在锅内放入适量麸皮，入诃子肉，一同用文火煨炒至麸皮呈焦黄色，诃子微黄色，出锅筛去麸皮即得。

炮制目的：增强涩肠作用。用于久泻久痢，便血脱肛。

炮制经验：损耗率 5% 左右。

验收标准：表皮微黄色。

性味与归经：酸、苦，平。入肺、大肠经。

功能与主治：涩肠敛肺，降火利咽。用于久泻久痢，便血脱肛，肺虚咳嗽，久咳不止，咽痛喑哑。

葛　根

采收季节：秋冬二季采挖，野葛多趁鲜切成厚片晒干，粉葛除去外皮，用硫磺熏后，稍干，截段或纵切两瓣，晒干。

主要产地：河南、浙江、广西等地。

质量标准：以块大、质坚实、色白粉性足、纤维少者佳。

炮制方法：煨葛根：锅内放入适量麸皮，入葛根，一同用文火煨炒至麸皮呈焦黄色，葛根微黄色，出锅筛去麸皮即得。

炮制目的：增强止泻作用。

炮制经验：损耗率 3% 左右。

验收标准：表面微黄色。

性味与归经：甘、辛，凉。入脾、胃经。

功能与主治：解肌退热，生津，透疹，升阳止泻。用于外感发热，头痛项背强痛，口渴，消渴，麻疹不透，热痢泄泻，高血压颈项强痛。

明火煅又称为明煅法,可分为直火煅和隔火煅两种方法。药物体积大或体积小,且遇火不崩解,可采用直火煅,即直接置于火上煅红透。有的药虽然体积大或体积小,但遇火即崩解,不易取出,则可采用隔火煅,即装入坩埚(或砂锅)内,置于明火上煅制。明火煅的火力一定要猛烈,方能达到煅制的要求。明火煅制一般采用焦炭或无烟煤作为燃料。

炮制目的:①易于粉碎和胃肠吸收,或有止血作用,如磁石、瓦楞子等。②利于制剂或改变药性,如枯矾、石膏等。③减少刺激性或毒性,如阳起石。

炮制方法:将火炉点燃,待火旺后,将药交叉摆置在火上,大块在下,小块在上,用铁锅将炉口盖严,用武火煅至红透,冷却后出炉,粉碎过 60 目筛即得,如石膏、龙骨等。

有的药煅后要淬制,必须从火上取出淬制,如磁石、阳起石等。

有的药见火即崩解,需装入坩埚(或砂锅)内煅至红透,冷却取出,如人中白、寒水石等。该类药物需淬制的,从火中将砂锅端出,应立即淬制,不能冷却后浸淬,以免影响质量,如自然铜、紫石英等。

炮制经验:为节约燃料,煅后淬制药与不淬制药可交叉生产,如赭石与石膏,节约成本。

明火煅品种:主要有石膏、龙骨、牡蛎、石决明、海浮石、海蛤壳、瓦楞子、金礞石、珍珠母、寒水石、白矾、硼砂、赤石脂、炉甘石、自然铜、紫石英、阳起石。

磁 石

采收季节:全年均可采挖,除去泥沙及杂质,能吸铁者,称活磁石或灵磁石,质量好,反之称死磁石,质量差。

主要产地:山东、河北、辽宁等地。

质量标准：以色铁黑,能吸铁者佳。

炮制方法：煅磁石:将磁石刷干净,破成均匀小块,交叉摆置在火上,炉口盖严,用武火煅烧至红透,取出,入 30% 醋淬制,用锤头敲打,不透者反复煅至红透,醋淬后晒干,粉碎过 50 目筛即得。

炮制目的：煅制用于丸散,生品令人腹痛。

炮制经验：30% 醋太少,传统一般以 50% 醋为宜。损耗率 25% 左右。余火煅不淬品,如石膏。

验收标准：煅制闻之有醋味,捻之粉细。深灰黑色,无磁性。

性味与归经：咸,寒。入肝、心、肾经。

功能与主治：平肝潜阳,聪耳明目,镇惊安神,纳气平喘。用于头晕目眩,视物昏花,耳鸣耳聋,惊悸失眠,肾虚气喘。

石　膏

采收季节：全年可采,有软硬二种。软的入药。

主要产地：湖北、山西等地。

质量标准：以色白无杂质者佳。

炮制方法：煅石膏:将石膏交叉摆在火上,炉口盖严,武火煅至红透,冷却取出粉碎过 60 目筛。

炮制目的：生品清热降火,煅后生肌敛疮,改变功效。

炮制经验：煅石膏时,可利用煅淬的余火,视情况略加焦炭,损耗率 25% 左右。

验收标准：色白粉细,捻之无硌手感。

性味与归经：辛、甘,大寒。入肺、胃经。

功能与主治：清热降火,除烦止渴,生肌敛疮。用于急热性病,邪在气分,壮热烦渴,口渴欲饮,胃热口渴,肺热实喘,创伤溃疡。

龙　骨

采收季节：全年可以采挖,出去泥沙及杂质。

主要产地：河南、河北、山西等地。

质量标准：以质硬色白、吸湿性强、无杂质者佳。

炮制方法：煅龙骨:将龙骨大块在下,小块在上,碎小块可装在砂锅内,摆置在火上,炉口封闭,武火煅至红透,冷却后取出,粉碎过 60 目筛。

炮制目的：增强收敛固脱作用。

炮制经验：煅龙骨时,可利用煅淬的余火,视情况略加焦炭。损耗率 25% 左右。

验收标准:暗灰白色,无光泽,吸舌力强,捻之粉细无硌手感。

性味与归经:甘、涩,平。入心、肝、肾、大肠经。

功能与主治:镇心安神,平肝潜阳,收涩固脱,止血敛疮。用于心悸怔忡,失眠健忘,惊痫癫狂,头晕目眩,自汗盗汗,遗精遗尿,崩漏带下,久泻久痢,溃疡久不收口及湿疹。

牡 蛎

采收季节:全年均可采收,去肉洗净晒干。

主要产地:我国沿海各地均产。

质量标准:以坚实个大,内面光洁,色白者佳。

炮制方法:煅牡蛎:将牡蛎洗刷干净,晒干。将牡蛎大个在下,小个在上,摆置在火上,炉口盖严,武火煅至红透,冷却后取出,粉碎过50目筛即得。

炮制目的:增强收敛固涩止酸作用。

炮制经验:利用煅淬的余火,视情况略加焦炭。损耗率25%左右。

验收标准:灰白色粉末,质疏松味咸。

性味与归经:咸,微寒。入肝、胆、肾经。

功能与主治:重镇安神,潜阳滋阴,软坚散结。用于惊悸失眠,眩晕耳鸣,瘰疬结核,癥瘕痞块。煅牡蛎收敛固涩。用于自汗盗汗,遗精崩带,胃痛吐酸。

石 决 明

采收季节:夏秋二级捕捉,去肉,洗净,晒干。

主要产地:山东、大连、福建等地。

质量标准:以个大、肉厚、内面光彩鲜艳者佳。

炮制方法:煅石决明:将石决明洗刷干净,晒干。将石决明大个在下,小个在上,摆置在火上,炉口盖严,武火煅至红透,冷却后取出,粉碎过60目筛即得。

炮制目的:眼疾外治宜煅用。

炮制经验:煅石决明时,可利用煅淬的余火,视情况略加焦炭。损耗率20%左右。

验收标准:灰白色粉末,无光泽。

性味与归经:咸,寒。入肝经。

功能与主治:平肝潜阳,清肝明目。用于头痛眩晕,目赤翳障,视物昏花,青盲雀目。外治溃疡金疮。

海 浮 石

采收季节:全年可采,以夏季为多,自海中捞出,用清水洗去盐液及泥沙,晒干。

主要产地: 广东、福建、山东等地。

质量标准: 以体轻、灰白色、浮水者为佳。

炮制方法: 煅海浮石:将海浮石摆置在火上,煅至红透,冷却后取出,粉碎过 40 目筛即得。

炮制目的: 可缓和其寒性,用于燥痰及脾胃虚者。

炮制经验: 本品切忌用旺火,煅过火即成琉渣,失去药效,成为废品。损耗率 20% 左右。

验收标准: 暗灰色,至酥脆。

性味与归经: 咸,寒。入肺、肾经。

功能与主治: 清肺化痰,软坚通淋。用于肺热咳嗽,痰稠,瘿瘤,瘰疬,淋病,疝气,疮肿,目翳。

<h2 style="text-align:center">蛤　　壳</h2>

采收季节: 夏、秋二季捕捞,去肉,洗净晒干。

主要产地: 江苏、浙江、山东等地。

质量标准: 以光滑、色黄白,无泥沙者佳。

炮制方法: 煅蛤壳:将蛤壳洗刷干净晒干,摆置在无烟火上,大片在下,小片在上,炉口盖严,用武火煅至红透,冷却取出,粉碎过 50 目筛。烫胶类药用细粉。

炮制目的: 外用宜煅,用于胃痛吐酸,湿疹烫伤。蛤粉也是烫制胶类药材的辅料。

炮制经验: 损耗率 25% 左右。

验收标准: 白色粉末,质松,味咸。

性味与归经: 苦、咸,寒。入肺、肾、胃经。

功能与主治: 清热化痰,软坚散结,制酸止痛。用于痰火咳嗽,胸胁疼痛,痰中带血,瘰疬瘿瘤。煅蛤壳,多用于胃痛吐酸,外治湿疹烫伤。

<h2 style="text-align:center">瓦　楞　子</h2>

采收季节: 秋冬至次春捕捉洗净,置沸水中略煮,去肉晒干。

主要产地: 浙江、江苏、山东等地。

质量标准: 以个均匀洁净,无残肉泥沙者佳。

炮制方法: 煅瓦楞子:将瓦楞子洗净,晒干将瓦楞子倒在火上摆好,炉口盖严,武火煅至红透,冷却取出,粉碎过 50 目筛即得。

炮制目的: 增强制酸止痛作用。用于胃痛泛酸。

炮制经验: 本品可利用煅淬余火。损耗率 25% 左右。

验收标准:青灰色粉末,无臭无味。

性味与归经:咸,平。入肺、胃、肝经。

功能与主治:清痰化瘀,软坚散结,制酸止痛。用于顽痰积结,黏稠难咯,瘿痛,瘰疬,癥瘕痞块,胃痛泛酸。

金 礞 石

采收季节:全年均可采挖,拣去杂石及泥沙。

主要产地:河南、河北、山西等地。

质量标准:以色金黄、颗粒大、无杂质为佳。

炮制方法:煅金礞石:将金礞石置砂锅内,摆置在无烟火上,炉口盖严,煅至红透,冷却后取出即得。

炮制目的:缓和药性。

炮制经验:损耗率10%左右。

验收标准:金黄色,光泽强于生品。

性味与归经:甘、咸,平。入肺、心、肝经。

功能与主治:坠痰下气,平肝镇惊。用于顽痰胶结,咳逆喘急,癫痫发狂,烦躁胸闷,惊风抽筋。

赭 石

采收季节:全年可采,除去杂石,选取表面有乳头突起部分。

主要产地:山西、河北、山东等地。

质量标准:以色棕红,断面层层叠状,每层均有钉窝者为佳。

炮制方法:煅赭石,将炉点燃,待火旺时,将赭石交叉摆在火上,炉口盖严,用武火煅烧红透,立即用火钳取出,投入30%米醋浸淬,用锤敲打,不开者反复煅烧至红透醋淬,晒干,粉碎过50目筛。余火煅其他药。

炮制目的:增强收敛止血作用。

炮制经验:30%醋用量不足,传统以40%~50%为宜。损耗率25%左右。

验收标准:色暗褐,质疏松,有醋气。

性味与归经:苦,寒。入肝、心经。

功能与主治:平肝潜阳,降逆,止血。用于眩晕耳鸣,呕吐嗳气,呃逆,喘息,吐血,衄血,崩漏下血。

珍 珠 母

采收季节:全年均可采,用碱水煮过,洗净,晒干。

主要产地:江苏、浙江等地。

质量标准:以片大、色白、酥松而不碎、有珠光者佳。

炮制方法：煅珍珠母：将挑选干净的珍珠母，摆置在火上，炉口用铁锅盖严，武火煅红透，冷却取出，粉碎过 50 目筛即得。

炮制目的：外用宜煅，便于粉碎。

炮制经验：煅珍珠母，可利用煅淬之余火。损耗率 25% 左右。

验收标准：青灰色，微显光泽，质酥脆易碎。

性味与归经：咸，寒。入肝、心经。

功能与主治：平肝潜阳，定惊明目，用于头痛眩晕，烦躁失眠，肝热目赤，肝虚目昏。

紫　石　英

采收季节：全年均可采挖，除去杂石泥沙。

主要产地：浙江、江苏、辽宁等地。

质量标准：以色紫、透明、无杂质者佳。

炮制方法：煅紫石英：将紫石英刷去泥土，砸成小块，装入砂锅内，约八分满，将炉火点燃，待旺时，将砂锅摆置在火上，要坐牢固，防止歪锅，四周用砖倚靠，炉口盖严，武火煅红透，立即取出，用 30% 米醋浸淬，晒干，粉碎过 50 目筛即得。

煅制目的：增强药效，便于煎出药效。

炮制经验：损耗率 25% 左右。

验收标准：灰褐色，无光泽，有醋气。

性味与归经：甘，温。入心、肝、胃、肺经。

功能与主治：镇心安神，温肺，暖宫。用于失眠多梦，心悸易惊，肺虚咳喘，宫寒不孕。

自　然　铜

采收季节：全年可采挖，捡取有黄色光泽的矿石，除去杂石。

主要产地：四川、河北等地。以川者佳。

质量标准：以块整齐、黄色而光亮、质重、断面有金属光泽者佳。

炮制方法：煅自然铜：装入砂锅八分满，将锅坐置在火上，坐牢固，防止歪锅，四周用砖倚靠，炉口盖严，武火煅红透，立即取出，用 30% 米醋浸淬晒干，粉碎过 50 目筛即得。

炮制目的：本品不能生用，煅后解毒，增强疗效。

炮制经验：损耗率 30% 左右。

验收标准：黑色，无光泽，有醋气。

性味与归经：辛，平。入肝经。

功能与主治:散瘀,接骨,止痛。用于跌扑肿痛,筋骨折断。

赤 石 脂

采收季节:全年均可采挖,选择红色滑腻如脂的块状体,除去泥土及杂石。

主要产地:福建、河南、江苏等地。

质量标准:以色红、光泽细腻、质软易碎、吸水性强者佳。

炮制方法:煅赤石脂:先将赤石脂去净杂质,粉碎成 80 目细粉,用米醋和成软硬适宜的面团,搓成筷子粗长条,切成寸许长咀,晒干。再装入砂锅八分满,摆置在火上,坐牢固,防止歪锅,四周用砖倚靠牢固,炉口盖严,武火煅烧红透,冷却后取出,用醋量约 50%。

炮制目的:增强涩肠收敛作用。

炮制经验:该品不宜用粉,煎汁黏稠,服用困难;现在可用无纺布包煎,降低黏稠程度。损耗率 30% 左右。白石脂煅制方法同赤石脂。

验收标准:红褐色长咀。

性味与归经:甘、酸、涩、温。入胃、大肠经。

功能与主治:涩肠,止血,生肌敛疮。用于久泻久痢,大便出血,崩漏带下,外治疮疡不敛,湿疹脓水浸淫。

阳 起 石

采收季节:全年均可采挖,除去泥土杂质。

主要产地:河北、河南等地。

质量标准:以针束状,色白有光泽,无杂质者佳。

炮制方法:煅阳起石:去净杂质,装入砂锅,摆置在火上,坐牢固,防止歪锅,四周用砖倚靠牢固,炉口盖严,武火煅至红透,立即取出,用 20% 黄酒浸淬,干燥后即得。用时捣碎。

炮制目的:降低烈性,增强壮阳作用。

炮制经验:本品不用生品,均付黄酒煅淬品。损耗率 25% 左右。阴起石制法同阳起石。

验收标准:灰黄色,质酥松,有酒气。

性味与归经:咸,温。入肾经。

功能与主治:温肾壮阳。用于阳痿、腰膝酸软。

白 矾

采收季节:全年均可采挖,除去泥土杂质。

主要产地:甘肃、安徽、山西等地。

质量标准:以色白透明质轻而脆者佳。

炮制方法：煅枯矾：将白矾大块破小，装入新砂锅内，装六分满，再将炉火点燃，待火旺，将砂锅摆置在火上，一定坐稳牢固，决不能歪锅，四周用砖倚靠牢固，炉口用铁锅盖严，初用文中火，待凝固后，改用武火，煅至膨胀鼓起，干枯疏松状时，立即取出，冷却即得。煅过火颜色变黄，损耗大，影响疗效。

炮制目的：增强收敛作用。

炮制经验：损耗率60%。

验收标准：色白，疏松，无结晶色。

炮制经验：煅枯矾要用新砂锅，用过的旧锅不膨胀疏松。

性味与归经：酸、涩、寒。入肺、脾、肝、大肠经。

功能与主治：枯矾，收湿敛疮，止血化腐。用于湿疹，湿疮，聤耳流脓，阴痒带下，鼻衄，齿衄，鼻息肉。

硼　砂

采收季节：全年均可采挖，采得后，将矿砂溶于沸水中，溶解后过滤，滤液放冷，待析出结晶，取出晾干。

主要产地：青海、西藏等地。

质量标准：以无色透明、纯净体轻、质脆者佳。

炮制方法：煅硼砂：用文火将锅烧热，投入少量滑石粉，再加入适量硼砂同炒，翻炒至松泡鼓起，内无生心，取出冷却后，筛去余粉。

炮制目的：煅后具有燥湿收敛作用，利于制剂粉碎。如冰硼散。

炮制经验：损耗率30%左右。

验收标准：色白，质疏松，煅透无生心。

性味与归经：甘、咸、凉。入胃、肺经。

功能与主治：清热消痰，解毒防腐。用于痰热咳嗽，噎膈积聚，诸骨鲠喉。外用治咽喉肿痛，口舌生疮，目赤翳障，胬肉，阴部溃疡。

寒　水　石

采收季节：全年均可采挖，除去泥沙杂石。

主要产地：河南、河北、安徽等地。

质量标准：红石膏，以纯净片状，肉红色上有细丝纹，具光泽，无杂石者佳。

方解石，以色白透明，有如含水状之光泽，击碎后呈方形，具棱角者佳。山东地区习用红石膏，又叫北寒水石。

炮制方法：煅寒水石：将寒水石砸碎，装入砂锅，摆置在火上，坐牢固，防止歪锅，四周用砖倚靠牢固，炉口盖严，武火煅红透，冷却后取出，粉碎过50目筛即得。

炮制目的:降低寒性,缓和了清热泻火作用,增强了收敛固涩作用。

炮制经验:损耗率 20% 左右。

验收标准:白色粉末,无光泽。

性味与归经:辛、咸,寒。入心、胃、肾经。

功能与主治:清热降火,利窍,消肿。用于时行热病,积热烦渴,吐泻,水肿,尿闭,齿衄,丹毒,烫伤。

炉　甘　石

采收季节:全年均可采挖,去净杂质。洗净,晾干。

主要产地:广西、四川、云南等地。

质量标准:以体轻、质松、色白者佳。

炮制方法:煅炉甘石:将炉甘石砸成碎块,装入砂锅,摆置在火上,坐牢固,防止歪锅,四周用砖依靠牢固,炉口盖严,武火煅红透,冷却后取出,用大乳钵研细,再加入清水搅拌,倾出混悬液,下沉部分,再按上法反复操作数次,去净杂质,合并混悬液,静置后,倾出上层清水,干燥后研细即得。

黄连水制炉甘石,用 12.5% 黄连,加水煎煮两遍,每次 30 分钟,合并煎液浓缩后入煅炉甘石粉中,拌匀吸尽,干燥后研散即得。

三黄汤水制炉甘石,黄连、黄柏、黄芩各 12.5% 煎汤,每次煎 30 分钟,煎两遍,浓缩煎汁,入煅炉甘石内,拌匀吸收,干燥研散。

炮制目的:煅后易粉碎水分。用黄连制,增强了清热明目作用,用三黄汤制,增强了敛疮收湿的功效。

炮制经验:本品水飞后,在干燥时,要用细网罩住,以防进入灰尘。本品一般不生用,也不用于内服,多用于制剂。损耗率 35% 左右。

验收标准:粉细色白。

性味与归经:甘,辛。入胃经。

功能与主治:解毒,明目,退翳,收湿,止痒,敛疮。用于目赤肿痛,眼缘赤烂,翳膜胬肉,溃疡不收,脓水淋漓,湿疮,皮肤瘙痒。

另外尚有部分冷背品种的煅法,可参照寒水石的煅法,如人中白、禹余粮、鹅管石、花蕊石、钟乳石、蛇含石等。煅制目的为缓和药性,增强收敛作用。易于粉碎,便于制剂。损耗率一般 20%~30%。

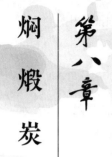

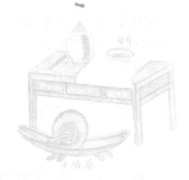

第八章 焖煅炭

炮制方法：在煅锅中央立一根碗口粗圆木，围绕圆木装药，抽出圆木（为锅内有空隙，上火匀）。上扣小一号的锅，（预先在扣锅边沿锯个三角小口，为排气用），上压重物（约 70~80kg）（以防气压顶歪扣锅），锅沿用盐泥封固，排气口不要封住，扣锅四面贴白纸（是验证火候的均匀程度），先文火再中火，待排气口不外流残液时，将排气口用泥封住，改用武火，注意炉口火要旺，待四面白纸呈黄色时，停火即得，冷却后出锅。

炮制经验：①要用木柴煅，不要用煤炭，煤炭火硬，易烧坏锅。一口锅用木柴煅 5~6 次不坏，用煤炭 1~2 次即烧坏，且炭不易掌握和控制炉口火。②四面贴纸，是测试火烧的均匀度。通常情况是：锅背面纸先黄，其次是两侧纸黄，最难的是正面出口纸发黄晚，为使四面纸同时发黄，就要保证炉口火要旺。这就是"三分装锅术，七分巧烧火"之说。③烧火人要时常留心和观察锅底火情，如听到锅底发出扑扑的压火声，说明锅已坏，应马上停火，如继续烧火，锅内的药就着火灰化了。④炉前准备好几块方砖，一旦锅沿封泥被顶开，用砖压住。⑤焖煅成本高，产量低，有的药可以采用炒炭法，如棕边、生地、熟地、荷叶、莲房等，唯血余、干漆、灯心，只有焖煅好。

焖煅的品种：棕榈、生地黄、熟地黄、荷叶、莲房、血余炭、干漆、灯心草、丝瓜络。

棕　榈

采收季节：采棕时割取旧叶柄下延部分及鞘片，除去纤维棕毛，晒干。

主要产地：湖南、四川、广东等地。

质量标准：以片大、质厚、色红棕者佳。

炮制方法：

棕榈炭：①按焖煅法制炭，去净杂质，装锅八分满，扣锅焖煅。②炒炭，去净杂质，用武火炒至黑褐色，断面褐色，喷淋清水，出锅摊开，散尽热气，晾干即得。

炮制目的：止血，一般不用生品。

炮制经验：焖煅损耗率60%，炒炭损耗率45%左右。

验收标准：焖煅：内外色泽一致，敲之有铜声。炒炭：黑褐色，色泽均匀，无炭化。

性味与归经：苦、涩、平。入肝、肺、大肠经。

功能与主治：收敛止血，用于吐血、衄血、便血、崩漏下血。

生 地 黄

采收季节：秋季采挖，洗净泥土，烘干。

主要产地：河南、山东、河北等地。以河南怀庆（武陟）最好，是四大怀药之一。

质量标准：以个大，身干，体重，断面为黑色者佳。

炮制方法：①煅生地炭：按焖煅法，装锅六至七分满、虚空装，不要摁压，按要求扣锅焖煅。②炒生地：用中火炒至皮皱起挂火色，出锅冷却即得。③炒生地炭：用武火炒至焦黑色，喷淋清水，出锅摊开，散尽热气，见火星喷水熄灭，晾晒干即得。

炮制目的：炒缓和药性，炭止血。

炮制经验：焖煅，内无生心，夏季也不变形，炒炭内有生心，热天易软变形生霉，若炒至内无生心时，药已炭化。焖煅是由内向外熟，炒炭是由外向内熟，是其根本区别，因而焖煅质量优于炒炭。焖煅与炒炭宜采用中小生地。炒地黄损耗率5%，煅生地炭损耗率55%，炒生地炭损耗率40%。

验收标准：炒生地外皮皱起挂火色。

炒炭：焦黑色，断面有生心。

焖煅：内外色泽一致，无生心。

性味与归经：甘、苦、寒。入心、肝、肾经。

功能与主治：清热滋阴，凉血，止血，止渴生津，用于温热病，热病伤津，舌红口干，血热妄行，吐血、衄血，发斑发疹。生地炭凉血止血，用于咯血、衄血，便血，尿血，崩漏。

熟 地 黄

质量标准：以块大，内外乌黑，有光泽，滋润柔软者佳。

炮制方法：①煅熟地炭：按焖煅法，装锅六至七分满、虚空装，不要摁压，扣锅制炭。②炒熟地炭:用武火炒至焦黑色,喷淋清水,出锅摊开,散尽热气,灭尽火星不时翻动,至热气散尽,晾晒干即得。

炮制目的:止血。

炮制经验:焖煅熟地炭损耗率 55%,炒熟地炭损耗率 45% 左右。焖煅与炒炭宜采用中小熟地。

验收标准:焖煅内外色泽一致。炒炭,焦黑色,断面有生心。

性味与归经:甘,微温。入肝、肾经。

功能与主治:滋阴补血,益精填髓。用于肝肾阴虚,腰膝酸软,骨蒸潮热,盗汗遗精,内热消渴,血虚萎黄,心悸怔忡,月经不调,崩漏下血,眩晕,耳鸣,须发早白。

荷　　叶

采收季节:夏、秋采摘,晒至七八成干,除去叶柄,折成扇面形,晒干。

主要产地:湖南、湖北、山东等地。

质量标准:以叶大色绿、无斑点、无破碎、无霉变者佳。

炮制方法:煅荷叶炭:将荷叶丝去净杂质,装锅八分满,可轻轻压一压,多装一点,扣锅煅。

炒荷叶炭:去净杂质,用中、武火炒至焦褐色,喷淋清水,出锅摊开,散出热气,灭尽火星,不时翻动,至热气散尽,晾晒干即得。

炮制目的:止血。

炮制经验:焖煅荷叶炭损耗率 65%,炒荷叶炭损耗率 50%。

验收标准:焖煅,内外一致,色黑。炒炭,焦黑色,无炭化,色均匀。

性味与归经:苦,平。入肝、脾、胃经。

功能与主治:清热解暑,升发清阳,凉血,止血。用于暑热烦渴,暑湿泄泻,脾虚泄泻,血热吐衄,便血崩漏。荷叶炭收涩,化瘀,止血,用于多种出血症及产后血晕。

莲　　房

采收季节:秋季果实成熟时采摘,除去果实及柄,晒干。

主要产地:湖南、湖北、山东。

质量标准:以身干个大,色紫红者佳。

炮制方法:①煅莲房炭:将整个莲房置锅内,装八分满,可轻轻压一压,多装一点,扣锅焖煅。②炒莲房炭:将莲房一个切 4 瓣,用武火炒至焦褐色,喷淋清水,出锅摊开,散出热气,不时翻动,至热气散尽,晾晒干即得。

炮制目的:止血。

炮制经验:焖煅莲房炭损耗率65%,炒莲房炭损耗率50%。

验收标准:焖炭黑色,内外一致。炒炭焦褐色,色泽均匀,无炭化。

性味与归经:苦、涩,温。入肝经。

功能与主治:化瘀止血。用于崩漏,尿血,痔疮出血,产后瘀血,恶露不尽。莲房炭收敛止血。

血 余 炭

采收季节:本品为人发制成的炭化物。

质量标准:以体轻、色黑、光亮者佳。

炮制方法:血余炭:取人发去净杂质,用碱水洗净油垢,漂洗干净,晒干,按焖煅法制炭。

炮制目的:止血。

炮制经验:本品只能用焖煅制得;白发与染发不能采用。焖煅血余炭,人发必须漂洗干净,漂至水清无异味止。损耗率60%~65%。

验收标准:色黑光亮,嗅之有发味。

性味与归经:苦,平。入肝、胃经。

功能与主治:止血,化瘀,用于吐血,咯血,衄血,尿血,崩漏下血,外伤出血。

干 漆

采收季节:一般收集漆缸底部的漆渣,取出干燥。

主要产地:四川、湖北、陕西等地。

质量标准:以整块色黑,坚硬,漆臭重者佳。

炮制方法:干漆炭:将干漆砸成小块,置锅内,装六分满(装多易沸锅),扣锅焖成炭。

炮制目的:降低毒性,便于服用,以防伤胃。本品不能生用。

炮制经验:该品只能焖煅,既保证质量,又降低成本,不能采用烧法。损耗率50%左右。

验收标准:黑褐色,光亮,嗅之有臭气。

性味与归经:辛,温;有毒。入肝、脾经。

功能与主治:破瘀,消积,杀虫。用于妇女闭经,瘀血癥瘕,虫积腹痛。

灯 心 草

采收季节:夏、秋二季割收茎,取出茎髓,理直扎成小把,干燥。

主要产地:江苏、四川等地。

质量标准:以色白、条长,粗细均匀,有弹性,无霉变,无杂质者佳。

炮制方法：灯心草炭：本品只能用焖煅法，因用量极少，不能单品生产，传统经验是在焖煅生地时，将灯心扎成小把，放在生地上面代煅。

炮制目的：止血。

炮制经验：损耗率60%~70%。

验收标准：黑色，质轻松，易碎。

性味与归经：甘、淡，微寒。入心、肺、小肠经。

功能与主治：清心火，利小便。用于心烦失眠，尿少涩痛，口舌生疮。灯心草炭外用，治喉痹，乳蛾，阴疮。外用取炭研末撒患处或吹喉。

丝 瓜 络

采收季节：夏、秋二季果实成熟、果皮变黄，内部干枯时采摘，除去外皮及果肉，洗净、晒干，除去种子。

主要产地：江苏、浙江等地。习称南丝瓜络。

质量标准：以个大色黄白，体柔软，不带外皮，内无种子，不破碎者佳。

炮制方法：①煅丝瓜络炭：将丝瓜络咀置锅内，装七分满，扣锅焖煅。②炒丝瓜络炭：用武火炒至焦褐色，喷淋清水，出锅摊开，散出热气，灭尽火星，晒干。

炮制目的：止血。

炮制经验：焖煅丝瓜络损耗率60%，炒丝瓜络炭损耗率50%。

验收标准：焖煅，内外色泽一致。炒炭焦褐色，无炭化，色均匀；该品用量较少，可炒炭。

性味与归经：甘，平。入肺、胃、肝经。

功能与主治：通络，活血，祛风。用于痹痛拘挛，胸胁胀痛，乳汁不通，炒炭用于便血崩漏。

蒸制与炖制的目的是一致的,主要是操作方法不同。将药材置笼屉内,上锅加热蒸至熟透为蒸。将药材装入罐体内,隔水浴热至熟透为炖。但以传统炮制讲,不加辅料的药,可以用笼蒸法,如熟地、煨肉豆蔻,或切制的药,如玄参、木瓜、天麻、川牛膝等。加入辅料的药,特别是加入黄酒的药,因酒遇热易挥发,宜用炖制法,如酒山萸肉等。但蒸制与炖制都符合规定,故将二法归纳合并,并分别说明。

炮制目的:缓和药性,增强药效,蒸熟取其味厚,有滋补不嫌熟之说。如熟大黄、肉苁蓉、女贞子等。

炮制方法:①笼蒸制法:将药材挑簸去净杂质,箩去灰屑,拌入所需辅料,闷至辅料吸尽,锅内添足水,将笼屉置锅上,铺2~3层笼布,将药装入笼屉内,上盖笼布,再盖上笼帽,笼帽上再盖麻袋,武火烧开锅,待圆气后,蒸4~8小时(视药材数量,量大时间长,量少时间短),不时向锅内加水,防止干锅,保证蒸水足量,闷4~8小时,取出晒干或烘干即得。②炖制法:先将药材挑净杂质,箩去灰屑,拌入所需辅料,闷润后待用。将锅底垫上双十字架,将蒸罐置木架上,把闷润好的药装入罐中,罐口封严密,防止进水蒸汽,锅内添足量水,约没过罐体的2/3以上,再将锅和罐用麻袋封严,用武火蒸炖,至圆气后,再蒸炖8~12小时,不时向锅内加水保持锅内水足量,再闷8~12小时,取出晒干或烘干即得。

质量鉴别标准:炖制色黑,有光泽,香气浓;蒸制色黑暗淡,光泽差,气味淡。

蒸炖的品种:何首乌、藤黄、大黄、五味子、山萸肉、女贞子、黄精、肉苁蓉。

何 首 乌

采收季节:秋、冬二季采挖,削去两端,洗净,个大切成块,晒干。

主要产地：河南、湖北、江苏等地。

质量标准：以身干、个块整齐、均匀不碎、断面有花纹者佳。

炮制方法：制何首乌：将何首乌厚片或块挑净杂质，大小分档，浸泡至5~6成透，闷润至全透，切3mm片，晒干待用。

取10%黑豆，去净杂质，洗净，加水煎煮四遍，每遍1.5小时，取汁四次，约50%~60%黑豆汁，合并煎汁，再将煎汁分批入锅烧开，再入何首乌片，翻拌炒均匀，待汁吸尽取出，其余以此类推。将拌入黑豆汁的何首乌，置笼屉内上锅蒸4~8小时，取出晾干。

炮制目的：改变药性，增强补肝肾作用。

炮制经验：制何首乌质量好坏，主要在取黑豆这一关，所以取汁四次，煎煮6小时以上。传统制法加用黄酒25%；宜用炖法。损耗率5%左右。

性味与归经：苦、甘，温。入肝、肾经。

功能与主治：生何首乌解毒消痈，润肠通便。用于瘰疬疮痈，风疹瘙痒，润肠通便，高血脂。制何首乌补肝肾，益精血，乌须发，强筋骨。用于血虚萎黄，眩晕耳鸣，须发早白，腰膝酸软，肢体麻木，崩漏带下，高血脂。

藤　黄

采收季节：本品为藤黄树的胶质树脂，在植物开花前，将树干切口，使其渗出黏稠的乳状液，收集后，凝固干燥。

主要产地：印度、越南、泰国等国。

质量标准：半透明、红黄色者佳。

炮制方法：制藤黄：按1斤藤黄，5斤豆腐的比例，将四方块形豆腐，置大盘内，挖豆腐箱，将藤黄砸成碎块，装入箱内，上用豆腐片盖上，置蒸笼内，用武火蒸至藤黄熔化，约4小时，取出，20天左右凝固后，除去豆腐即得。

炮制目的：降低毒性，便于制剂。

炮制经验：本品有大毒，用过的豆腐及时处理掉。操作时，切忌口尝，手洗干净。损耗率5%左右。

验收标准：颜色变成黄白色。

性味与归经：酸、涩，寒；有大毒。入胃、大肠经。

功能与主治：消肿排脓，散瘀解毒，杀虫止痒。用于痈疽肿毒，顽癣，跌仆损伤。

大　黄

炮制方法：熟大黄：去净杂质，萝去灰屑，大小分档，用30%黄酒拌匀，闷至酒吸尽,用炖制法或笼蒸法,大片在下、小片在上,按要求制得,取出晾干。

炮制目的:缓和药性,泻下力缓。

炮制经验:损耗率 5% 左右。

验收标准:表面黑色有光泽,断面黑褐色,有酒气;传统制法,大黄切成方块炖制。

五 味 子

采收季节:秋季果实成熟时采收,蒸后晒干,除去果柄及杂质。

主要产地:辽宁、吉林、黑龙江等产,习称北五味子。河南、陕西等产,习称南五味子。

质量标准:以鲜红色或紫红色,粒大肉厚,有油性,无果柄者佳。

炮制方法:①醋五味子:除去果柄及杂质,簸去灰屑,用 20% 米醋拌匀,闷至醋液吸尽,用蒸法或炖法炮制,出锅晒干,再簸净杂质及灰屑。②酒五味子:将净选的五味子,用 20% 黄酒拌匀,闷至酒吸尽,用炖法或蒸法制得,出锅晒干,再去净杂质。

炮制目的:增强药效,醋制增强敛肺止咳作用,酒制增强补肾涩精作用。

炮制经验:损耗率 8%~10%。

验收标准:表面黑色,有光泽,醋制有醋气,酒制有酒气。

性味与归经:酸、甘,温。入肺、心、肾经。

功能与主治:收敛固涩,益气生津,补肾宁心。用于久咳虚喘,梦遗滑精,遗尿尿频,久泻不止,自汗盗汗,津伤口渴,短气脉虚,内热消渴,心悸失眠。

山 茱 萸

采收季节:秋末冬初,果皮变红时采收果实,用文火烘或置沸水中略烫后,及时除去果核,晒干。

主要产地:浙江、河南。

质量标准:以肉厚柔软,色紫红,无果核,无果柄者佳。

炮制方法:酒山萸肉:将山茱萸中的残核去干净,以 20% 黄酒拌匀,闷至酒吸尽,按炖制法或笼蒸法制得,晒干。

炮制目的:增强补肾固精作用。

炮制经验:损耗率 6% 左右。

验收标准:色黑有光泽,有酒气,无果核。

性味与归经:酸、涩,微温。入肝、肾经。

功能与主治:补益肝肾,涩精固脱。用于眩晕耳鸣,腰膝酸软,阳痿遗精,遗尿尿频,崩漏带下,大汗虚脱,内热消渴。

女 贞 子

采收季节：冬季果实成熟时采收，除去枝叶，稍蒸或沸水中略烫，晒干。

主要产地：浙江、江苏、湖南等地。

质量标准：以身干粒大饱满、色棕黑、无杂质者佳。

炮制方法：酒女贞子：去净杂质，萝去灰屑，用 20% 黄酒拌匀，闷至酒吸尽，用炖制法或笼蒸法制得，晒干，再萝去灰屑。

炮制目的：增强滋补肝肾作用。

炮制经验：损耗率 6% 左右。

验收标准：表面黑色，有酒气，干净。

性味与归经：甘、苦，凉。入肝、肾经。

功能与主治：滋补肝肾，明目乌发。用于眩晕耳鸣，腰膝酸软，须发早白，目暗不明。

黄 精

采收季节：春、秋二季采挖，除去须根，洗净，置沸水中略烫或蒸至透心，晒干。

主要产地：贵州、湖南、浙江等地。

质量标准：以身干、块大、明亮、色黄白、质润泽者佳。

炮制方法：酒黄精：去净杂质，用 20% 黄酒拌匀，闷至酒吸尽，用炖制法或蒸制法制得，晒干。

炮制目的：增强滋补作用。

炮制经验：制黄精的传统制法，黄精切方咀，加 50% 黄酒炖制，九蒸九晒，色乌黑光亮，酒香浓郁。损耗率 5% 左右。

验收标准：色黑褐，有光泽。

性味与归经：甘，温。入脾、肺、肾经。

功能与主治：补气养阴，健脾，润肺，益肾。用于脾胃虚弱，体倦乏力，口干食少，肺虚咳嗽，精血不足，内热消渴。

肉 苁 蓉

采收季节：春、秋二季采挖，春季采收，晒干，习称甜大芸。秋季采收肥大者，投入盐湖中腌 1~3 年后，晒干，称咸大芸。

主要产地：内蒙古、甘肃、新疆。

质量标准：以肉质、条粗长、肥大、色棕褐、柔软滋润者佳。

炮制方法：酒苁蓉：去净杂质，用 30% 黄酒拌匀，闷至酒吸尽，用炖制法或蒸制法制得，晒干。

炮制目的：增强滋补肝肾作用。

炮制经验：损耗率 5% 左右。

验收标准：黑褐色,有光泽,酒气浓。

性味与归经：甘、咸,温。入肾、大肠经。

功能与主治：补肾阳,益精血,润肠通便。用于阳痿,不孕,腰膝酸软,筋骨无力,肠燥便秘。

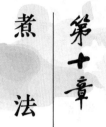

第十章 煮法

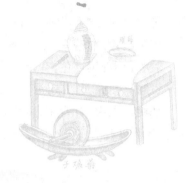

煮法可分加水共煮和煎汤共煮。

一、加水共煮炮制经验概述

炮制目的:①增强药效,降低毒性,如芫花、狼毒。②除去异味,便于内服,如松香。

炮制方法:将所加工的药,去净杂质,萝去灰屑,将锅洗刷干净,填入适量清水烧开,加入所需比例辅料,入药,水以浸过药3cm为宜,用文火煮制,保持开锅,不时上下翻动,煮至大个药内无生心,水液吸尽,再翻炒几下,取出晒干。

炮制经验:煮制的药多为毒药或剧药,不论煮制哪种药,必须将锅刷极净。

炮制品种:狼毒、甘遂,红大戟、芫花、商陆、硫黄、松香。

狼　　毒

采收季节:秋季采挖,除去茎叶、粗皮、泥土,洗净,切厚片,晒干。

主要产地:东北三省、河北、山东等地。

质量标准:以片大、肥厚、粉性足、质轻泡、有黄白相间的筋脉者佳。

炮制方法:醋狼毒:去净杂质,锅内添适量清水烧开,入30%米醋,入药,醋水以浸过药为宜,文火煮制,不时上下翻动,至大厚片内无生心,醋水吸尽,出锅,晒干。

炮制目的:降低毒性,缓和药性。

炮制经验:损耗率6%左右。

验收标准:煮透无生心,有醋气。传统制法是煮而不是炒制。

性味与归经:辛、寒;有毒。入肺、心、肾经。

功能与主治:逐水祛痰,破积杀虫。用于水肿腹胀,痰、食、虫积,心腹疼痛,咳嗽气喘,瘰疬疥癣,痔漏。

甘　遂

采收季节:春、秋二季采挖,撞去外皮,晒干,或撞去外皮清水漂润,用豆腐同煮后,晒干。

主要产地:陕西、山西、河南。

质量标准:以肥大质坚色白粉性足,连珠形者佳。

炮制方法:醋甘遂:去净杂质,锅内添入适量清水烧开,加入30% 米醋,入药,醋水浸过3cm 为宜,文火煮制,维持开锅,不时上下翻动,煮至个大内无生心,醋水吸尽,出锅晒干。

炮制目的:缓和药性,降低毒性。

炮制经验:损耗率5% 左右。

验收标准:表面角质状,无生心,有醋气。

性味与归经:苦,寒;有毒。入肺、肾、大肠经。

功能与主治:泻水逐饮。用于水肿胀满,胸腹积水,痰饮积聚,气逆喘咳,二便不利。

红　大　戟

采收季节:春、秋二季采挖,除去残茎及须根,洗净,置沸水中略烫,晒干。

主要产地:福建、广西、广东等地。

质量标准:以个大、质坚实、色红褐、无须根、无杂质者佳。

炮制方法:醋红大戟:去净杂质,添入适量清水烧开,加入30% 米醋,入药,醋水浸过药3cm 为宜,文火煮制,保持锅开,不时上下翻动,煮至大个内无生心,醋水吸尽,出锅晒干。

炮制目的:缓和药性,降低毒性。

炮制经验:损耗率5% 左右。

验收标准:角质状,无生心,有醋气。

性味与归经:苦,寒;有毒。入脾、肺、肾经。

功能与主治:泻水逐饮,攻毒,消肿,散结。用于胸腹积水,二便不利,痈肿疮毒,瘰疬痰核。

芫　花

采收季节:4—5月,花未开前采摘阴干。

主要产地:安徽、浙江、江苏等地。

质量标准:以身干色正,淡紫色,花蕾多而整齐,无霉变,无杂质者佳。

炮制方法:醋芫花:去净杂质,箩去灰屑,添入适量清水烧开,加入30% 米醋,入芫花,醋水与药平为宜,文火煮制,翻炒至醋水吸尽,出锅晒干。

炮制目的:降低毒性,增强利水作用。

炮制经验:损耗率 6% 左右。

验收标准:色加深干净有醋气。

性味与归经:苦、辛、温;有毒。入肺、脾、肾经。

功能与主治:泻水逐饮,杀虫疗疮。用于水肿胀满,胸腹积水,痰饮积聚,气逆喘咳,二便不利,外治疥癣秃疮、冻疮。

商　　陆

采收季节:春、夏二季采挖,洗净,切厚片,晒干。

主要产地:广东、福建、湖北等地。

质量标准:以身干、片大、色白、有粉性、两面环纹明显者佳。

炮制方法:醋商陆:去净杂质,添入适量清水烧开,加入 30% 米醋,入药,醋水以浸过 3cm 为宜,文火煮制,保持开锅,不时上下翻动,煮至厚片内无生心,醋水吸尽,出锅晒干。

炮制目的:缓和药性,降低毒性。

炮制经验:损耗率 5% 左右。

验收标准:制透无生心,有醋气。

性味与归经:苦,寒;有毒。入肺、脾、肾、大肠经。

功能与主治:逐水消肿、通利二便、解毒散结。用于水肿胀满、二便不利,外用治痈肿疮毒。

硫　　黄

采收季节:经加工而成的提炼品。

主要产地:山西、陕西、山东等地。

质量标准:以色黄,光亮,质松脆者佳。

炮制方法:制硫黄:按一斤硫黄二斤豆腐的比例,将豆腐切成片铺一层于锅底,上铺一层硫黄,如此层层铺好,上盖一层豆腐,加水浸过硫黄,以文火煮至豆腐呈黑绿色,取出,除去豆腐,用清水漂净,阴干。

炮制目的:降低毒性,便于内服。

炮制经验:用过的豆腐及煮过的水,妥善处理好,不能乱倒。损耗率 3% 左右。

验收标准:黄绿色,无臭气。

性味与归经:酸,温;有毒。入肾、大肠经。

功能与主治:外用,解毒杀虫,疗疮。用于疥癣,秃疮,阴疽,恶疮。内服,补火助阳,通便。用于阳痿足冷,虚喘冷哮,虚寒便秘。

<h2 style="text-align:center">松 香</h2>

采收季节:本品为松节油剩下的残渣,冷却凝固品。

主要产地:广东、广西、福建等地。

质量标准:以块整齐、质坚脆、半透明、油性大、气味浓者佳。

炮制方法:制松香:去净杂质,用 10% 葱白煎汁去渣,入松香加适量清水,以淹没松香为宜,用文火煮至溶化,倒入清水中,待凝固后,晾干。

炮制目的:除去部分松香气味,便于制剂内服,服后无恶心感。

炮制经验:损耗率 10% 左右。

验收标准:色淡、味淡、味苦。

性味与归经:苦、甘,温。入肝、脾经。

功能与主治:燥湿祛风,生肌止痛。用于风湿痹痛。外治痈疽,疥癣,湿疮,金疮出血。

二、煎汤共煮炮制经验概述

炮制目的:除去毒性及非药用部位,如远志、巴戟天。

炮制方法:将锅洗刷干净,取 6% 甘草,煎煮两次,每次 20 分钟,去渣,煎液合并,投入所制药材,翻炒至药汁吸尽,略翻炒,出锅晒干。

炮制经验:所制的药,甘草汁要吃透,无生心。

炮制品种:远志、吴茱萸、巴戟天。

<h2 style="text-align:center">远 志</h2>

炮制方法:制远志:取 6% 甘草,将所制的远志,大约需要制几锅,然后将甘草分成几锅。加适量清水,加入甘草,开锅后,文火煎煮,约 20 分钟,捞出药渣,甘草汁量约占远志 60% 左右即可,投入远志,翻炒至汁液吃透吸尽,出锅晒干。其余,以此类推,晒干后,挑净杂质及残留木心,簸去须毛即得。

炮制目的:除去小毒,增强药效。

炮制经验:损耗率 8% 左右。

验收标准:色泽加深,闻之无刺鼻味。

<h2 style="text-align:center">吴 茱 萸</h2>

采收季节:8—11 月,果实尚未开裂时,剪下果枝,晒干,除去枝叶及果柄。

主要产地:贵州、广西、湖南等地。

质量标准:以粒小、饱满、坚实、色绿、无开裂、香气浓烈、无果柄、无杂质者佳。

炮制方法:制吴茱萸:取 6% 甘草,所制吴茱萸需要制几锅,将甘草分几锅。添入适量清水,入甘草,开锅后,文火煎煮 20 分钟,捞去渣,甘草汁量约占吴茱萸的 40% 左右,入吴茱萸,翻炒至吃透液吸尽,出锅晒干,其余以此类推。晒干后,去净杂质及枝柄,萝去灰屑即得。

盐制吴茱萸,取 2% 食盐,溶化盐水约 15%,拌入用甘草汁制的吴茱萸内,闷至盐水吸尽,文火炒干挂火色即得。

炮制目的:甘草制解毒,盐制引药入肾。用于寒疝腹痛。

炮制经验:本品易生热发霉,所以炮制要晴天制,上午上班前 2 小时生产,下午当日晒干。以春秋季节制为宜。制吴茱萸损耗率 5% 左右,盐制吴茱萸损耗率 2% 左右。

验收标准:表面变色,嗅之无刺鼻味。盐制表面变色,味咸;酒制吴茱萸同盐制。

性味与归经:辛、苦,热;有小毒。入肝、肾、脾、胃经。

功能与主治:散寒止痛,降逆止呕,助阳止泻。用于厥阴头痛,寒疝腹痛,寒湿脚气,经行腹痛,脘腹胀痛,呕吐吞酸,五更泄泻。外治口疮,高血压。

巴 戟 天

采收季节:全年均可采挖,洗净,除去须根,晒至 6~7 成干,轻轻捶扁,晒干。

主要产地:广东、广西、四川。

质量标准:以条肥大、均匀、连珠状、肉质厚、色紫者佳。

炮制方法:制巴戟肉:取 6% 甘草,将净巴戟肉需要制几锅,把甘草分作几锅,添入适量清水,入比例甘草,文火煎煮,约 20 分钟捞出去渣,甘草汁量约占50%,投入巴戟肉,翻炒至吃透汁尽,出锅晒干,其余以此类推,晒干后,簸净杂质即得。

制带心巴戟天:取 6% 甘草,入清水适量,加入甘草,文火煎煮,开锅后 20分钟捞出去渣,入巴戟天,水与药平为宜,文火煮制,不时翻动,煮至松软,木心抽出时(余汤不宜太多),趁热抽取木心晒干即得。

炮制目的:除去副作用,提高药效,木心是非药用部位,去心纯净药材。

炮制经验:其他制法如盐制、酒制,都必须用甘草制后的样品。不带心损耗率 5%,带木心损耗率 35%~40%。

验收标准:表面变色,无木心。

性味与归经:甘、辛,微温。入肾、肝经。

功能与主治:补肾阳,强筋骨,祛风湿。用于阳痿遗精,宫冷不孕,月经不调,少腹冷痛,风湿痹痛,筋骨痿软。

将药材置沸水中浸烫后,使种皮分离的方法,叫作燀制法,又称水烫。

炮制目的:除去毒性,便于去皮,纯净药材。如桃仁、杏仁。

因皮和种仁药效同中有异,必须分离,提高药效,如扁豆。

炮制方法:锅内加入足量清水烧开,将加工干净的药材,投入沸水中浸烫,待皮皱起能捏去皮时,捞出,原汤浸泡,立即去皮,晒干后,再簸去皮,挑出残留带皮的,再进行下一步加工。

炮制经验:将药浸入沸水中,3~5分钟,除去种皮即得。不可长时间煮,影响药效。

炮制品种:桃仁、苦杏仁、甜杏仁、扁豆等。

桃　仁

采收季节:夏、秋二季,果实成熟时采集,除去核壳取种子,晒干。

主要产地:四川、云南、陕西、山东。

质量标准:以身干、成实饱满、种子均匀、大扁形、完整无破碎、无核壳、无杂质者佳。

炮制方法:①制桃仁:去净杂质,锅内添入足量清水,烧开,投入桃仁,约2分钟许,外皮皱起,用手一搓皮即脱掉时,出锅,原水浸泡,搓去外皮,晒干。再簸去皮,挑出带皮者即得,一般不炒用。②炒桃仁:将锅洗净,用文火炒热,投入去皮净桃仁,文火炒至黄色即得。

炮制目的:纯净药材,提高药效。皮是非药用部位。

炮制经验:损耗率10%左右。

验收标准:去皮色白,炒色黄,无焦糊色。

性味与归经:苦、甘、平。入心、肝、大肠经。

功能与主治：活血祛瘀,润肠通便。用于闭经,痛经,癥瘕痞块,跌仆损伤,肠燥便秘。

苦 杏 仁

采收季节：夏季果实成熟时采集,除去核壳取种子,晒干。

主要产地：山东、河北、陕西等地。

质量标准：以身干、成实饱满、均匀整齐、无破碎、无核壳、无杂质者佳。

炮制方法：炒苦杏仁:去净杂质,锅内添入足量清水,烧开,入苦杏仁,约3分钟,外皮皱起,手搓皮即脱掉时,出锅,原汤浸泡,及时搓去皮晒干,再簸去皮,挑出带皮。用文火将锅烧热,入苦杏仁,炒至黄色即得。

炮制目的：降低毒性,纯净药材,提高疗效。

炮制经验：甜杏仁制法同苦杏仁,去皮不炒,不另重述。损耗率10%左右。

验收标准：色黄,皮去净,无焦糊色。

性味与归经：苦,微温;有小毒。入肺、大肠经。

功能与主治：降气止咳平喘,润肠通便。用于咳嗽气喘,胸满痰多,润燥便秘。

白 扁 豆

采收季节：秋季成熟时采收,以开白花植株的成熟种子,去荚,晒干。

主要产地：河南、安徽、湖南等地。

质量标准：以个大成、实肥胖饱满、色白、无瘪种子、有白眉者佳。

炮制方法：制扁豆:①清炒。用文火将锅烧热,入带皮扁豆,炒至黄色带火斑,出锅即得。用时捣碎。②燀制。锅内添足量清水,烧开,如扁豆,约4分钟许,皮皱起,用手搓皮仁分离时出锅,原汤浸泡,搓去外皮,一定要皮仁分开,晒干,再将皮簸出,即为扁豆皮,扁豆仁,用文火将锅烧热,入药,炒至黄色即得。

炮制目的：增强和胃止泻作用,皮用于暑湿吐泻。

炮制经验：搓皮时,一定要皮仁分开,否则晒干后,皮仁会连在一起,给下一步加工带来不便;扁豆皮与仁,一药两味,功效有异。清炒损耗率2%,燀制损耗率10%。

验收标准：清炒带皮,色黄均匀。燀制色黄,无焦糊色。

性味与归经：甘,微温。入脾、胃经。

功能与主治：健脾化湿,和中消暑。用于脾胃虚弱,食欲不振,大便溏泻,白带过多,暑湿吐泻,胸闷腹胀。

药物经过溶解重结晶处理,除去毒性及杂质的炮制方法,为提净法。

芒　　硝

采收季节:本品为硫酸盐类矿物芒硝族芒硝,经加工净制而成的结晶体。

主要产地:主产于碱土地区。

质量标准:以无色透明,呈结晶块者佳。

炮制方法:提芒硝:取 20% 萝卜,洗净切薄片,置锅内,加足量清水煮透,投入朴硝共煮,待朴硝全部溶化,取出,滤去杂质及萝卜,滤液过入大瓷缸中(可在缸中预先吊干净草绳数根),在阴凉处静置,冷却约 24 小时,则析出结晶,即可捞出,随析随捞,放通风处干燥,余液可再重复煮提,至无结晶析出为止。

炮制目的:使药材纯净,除去毒性,增强药效。古有"朴硝黄者伤人,赤者杀人"之说。故内服制用,宜冲服。

炮制经验:本品宜于春秋季温度 10~15℃炮制。制朴硝用萝卜的原因,过去认为主要是为了解毒,在实际生产中,体会到,用萝卜煮的杂质易沉淀,其色泽洁白,同时,又降低了芒硝的咸苦之味,增加了甘寒之性和清热通便的作用。损耗率 30%~40%。

验收标准:色白明亮透明。

性味与归经:咸、苦,寒。入胃、大肠经。

功能与主治:泻热通便,润燥软坚,清火消肿。用于实热便秘,大肠燥结,积滞腹痛,肠痈肿痛。外治乳痈,痔疮肿痛。

玄　明　粉

采收季节:本品为提净芒硝的风化干燥制品。

质量标准:以粉细色白,干燥者佳。

炮制方法：提玄明粉：于秋末冬初干冷天气,将提净的芒硝碾碎,用毛头纸包成 500g 一包,用针穿些小孔,悬挂于通风干燥处,便于自然风化失去结晶水分,成为白色粉末的风化硝。

炮制目的：减缓苦寒泻下之性,利于外用。

炮制经验：损耗率 20% 左右。

性味与归经：咸、苦,寒。入胃、大肠经。

功能与主治：泻热通便,润燥软坚,清火消肿。用于实热便秘,大肠燥结,积滞腹痛,肠痈肿痛。外治咽喉肿痛,口舌生疮,牙龈肿痛,目赤,痈肿,丹毒。

紫硇砂

采收季节：全年可采,除去砂石及杂质。

主要产地：甘肃、青海、新疆。

质量标准：以块整、紫红、断面晶亮、无杂质者佳。

炮制方法：提紫硇砂：将紫硇砂砸碎,放入搪瓷盆中,加入适量清水溶化,滤除杂质,静置后,将上清液倒入搪瓷盆中,加入 30% 米醋,将搪瓷盆放入水锅内,隔水加热浓缩,待液面析出结晶,随析随捞,至无结晶为止。或将滤过的上清液倒入搪瓷盆内,加入 30% 米醋,加热蒸发至干,取出即得。

炮制目的,除去杂质,纯净药材,降低毒性。

炮制经验：损耗率 30% 左右。

验收标准：白色粉末。

性味与归经：咸、苦、辛,温;有毒。入肺、胃经。

功能与主治：破瘀消积,软坚蚀腐。用于癥瘕积聚,噎膈反胃,鼻生息肉,喉痹,目翳,痈肿,瘰疬,恶疮赘疣。

其他制法主要有发芽法、发酵法、制霜法、挂衣法、水飞法、炒砂法等。

第一节　发　芽　法

麦　芽

炮制方法：取新鲜成熟饱满的大麦，用水浸泡至 6~7 成透，置排水竹筐内，上盖湿布，每日喷淋清水 2~3 次，保持适宜温湿度，待生出幼芽 0.5cm 时取出，晒干。

质量标准：以幼芽完整，色淡黄，无结块，无杂质者佳。

炮制经验：损耗率 8% 左右。

谷　芽

炮制方法：取新鲜成熟饱满的粟谷，用清水浸泡后，滤出水，上盖湿布，每日喷淋清水 1~2 次，保持适宜温湿度，待生出幼芽 6mm 时，取出，晒干。

质量标准：色黄，幼芽均匀，无杂质者佳。

炮制经验：损耗率 8% 左右。

稻　芽

炮制方法：取新鲜成熟饱满的稻谷，用清水浸泡 6~7 成透，捞出，置排水竹筐内，上盖湿布，每日喷淋清水 2~3 次，保持适宜温湿度，待生出幼芽 1cm 时取出，晒干。

质量标准：色黄，幼芽均匀，无杂质。

炮制经验：损耗率 8% 左右。

大 豆 黄 卷

炮制方法：将新鲜成熟饱满的大黄豆,用清水浸泡至外皮微皱,捞出,置排水竹筐内,上盖湿布,每日喷淋清水两次,再上下翻动两次,保持适宜温湿度,带长出幼芽 0.5~1cm 时,取出,洗净晒干。

质量标准：色黄褐,幼芽均匀。

炮制经验：损耗率 5% 左右。

制大豆黄卷

炮制方法：先取灯心草及竹叶,置锅内,加水煎煮两遍,每遍 20 分钟,合并滤液,适当浓缩,再入大豆黄卷,文火煮至药液吸尽,取出晒干。

灯心草及竹叶用量：100kg 大豆黄卷用灯心草 1kg,竹叶 2kg。

炮制目的：增强利湿、解热作用。

炮制经验：损耗率 2% 左右。

性味与归经：甘、平。入脾、胃经。

功能与主治：利湿,解热。用于暑湿感冒,胸闷,肢体酸重,小便不利。

第二节 发 酵 法

六 神 曲

炮制方法：全麦粉 100kg,苦杏仁 5kg,赤小豆 5kg,鲜青蒿、鲜辣蓼、鲜苍耳草各 5kg。将赤小豆、苦杏仁、磨成粗粉,加入全麦粉中,拌匀,再将三味鲜草切碎,加水适量,煎成药汁,去渣,再将面粉置盆内,加入药汁,搓揉混合(以捏之成团,撒之则散为宜),装入模内,压实成块(形如红砖),用鲜荷叶包裹(一张荷叶包一块),于室内铺一层鲜青蒿、辣蓼、苍耳草,摆一层曲块,层层堆放,上盖整棵鲜青蒿,再用麻袋盖严,关闭门窗,待发酵至全部生黄衣时(约一周时间)取出,切成小方块,晒干。

炮制经验：生产该品宜夏季(麦收季节),这时,三鲜草长势旺盛,药效强,发酵约一周,要勤观察,至全部生黄衣即得,不要太过。

半 夏 曲

炮制方法：全麦粉 1 500g,姜半夏 500g,赤小豆、苦杏仁 188g,鲜青蒿、鲜辣蓼、鲜苍耳草各 250g。将姜半夏、赤小豆、苦杏仁磨成粗粉,拌入全麦粉中,拌匀,再将三鲜草切碎,加入适量清水,煎煮成药液,去渣,再将面粉置盆内,加入药液,揉搓混合(以捏之成团,撒之则散为宜),装入模内,压实成块(形如红砖),用鲜荷叶包裹(一张荷叶包一块),于室内铺一层鲜青蒿,摆一层曲块,层层堆放,上盖整棵鲜青蒿,再用麻袋盖严,关闭门窗,待发酵至全部生黄衣时(约一周时间)取出,切成小方块,晒干。

炮制经验:本品应与神曲同时生产。

质量标准:小方块,色类白,质松易碎。

性味与归经:辛、甘,温。入肾、肺经。

功能与主治:降逆止呕,消食化痰。用于恶心呕吐,食欲不振,咳嗽痰多,痰饮眩悸。

淡 豆 豉

炮制方法:黑豆 1 000g,青蒿 100g,桑叶 100g。将青蒿、桑叶加适量清水煎煮 30 分钟,取汁,去渣,再将黑豆簸挑去净杂质,洗净,投入药汁内煎煮,至黑豆内无生心,药汁吸尽,取出稍晾,再置容器内,用煎煮的青蒿、桑叶药渣覆盖,闷至发酵,黄衣上遍时,取出,除去药渣,洗净,置容器内再闷 15 天左右,至完全发酵,香气逸出时取出,略蒸干燥即得。

质量标准:以色黑、质柔软、气香、无糟粒者佳,故习称香豉。传统制法,以清瘟解毒汤炮制。

性味与归经:苦、辛,凉。入肺、胃经。

功能与主治:解表,除烦,宣发郁热。用于感冒,寒热头痛,烦躁胸闷,虚烦不眠。

第三节　制　霜　法

炮制方法:将所制霜的药,除去外硬壳,取内净仁,用碾子压成细膏状(越细越好),用吸油纸包好,薄厚如饼状,平放在新砖上,上压新砖,置火炉旁受热,日换纸三次,约一周,视吸油情况,日换纸二次,至少一次,至纸上不见油污点,成为松散粉末即得。

常见品种:

巴豆霜　炮制目的是降低毒性,缓和泻下作用,便于制剂。

千金子霜　炮制目的是降低毒性,缓和泻下作用,便于制剂。

杏仁霜　炮制目的是缓和药性,免于滑肠。

瓜蒌子霜　炮制目的是避免滑肠,专于润肺化痰。

柏子仁霜　炮制目的是生品有异味,致人呕吐,易于滑肠。制霜后,消除呕吐及滑肠的副作用。

大风子霜　炮制目的是降低毒性,利于制剂。

木鳖子霜　炮制目的是降低毒性,利于制剂。

第四节　挂衣法(拌制法)

将药材表面黏附上另一种药物或药粉,谓之挂衣法或拌制法。

炮制目的:引药归经,增强药效。

拌制药的种类:朱砂拌、青黛拌、砂仁拌、赭石拌等。常用的多为朱砂挂衣。

炮制方法:将挂衣的药先用清水喷淋湿润,置盆内,每 500g 用朱砂 10g,将朱砂面均匀撒上,上扣一盆,摇撞至朱砂挂匀,晾干。

炮制品种:朱茯神、朱茯苓、朱麦冬、朱远志、朱莲子心等。朱灯心用朱砂 30g。

炮制目的:引药归经,增强安神作用。

其他拌制法还有青黛拌灯心草、青黛拌蛤粉、青黛拌六一散、砂仁拌熟地、赭石拌旋覆花等。可根据处方随时拌制。

常备拌制的散剂:

黛蛤散　蛤粉 100g,青黛 10g,研匀。

碧玉散　六一散 100g,青黛 10g,研匀。

朱珀散　朱砂面 30g,琥珀面 70g,研匀。

六一散　滑石粉 180g,甘草面 30g,研匀。

益元散　六一散 100g,朱砂 10g,研匀。

鸡苏散　六一散 100g,薄荷面 10g,研匀。

天水散　六一散 100g,寒水石面 10g,研匀。

第五节 水 飞 法

雄 黄

炮制方法：水飞雄黄：将雄黄去净杂质，置乳钵内研细，加少许清水混研后，再加多量清水混研搅拌，候倾取上层混悬液，下沉的粗粉，再按上法反复操作，直至研细，混悬液静置后，倾出上层清水，干燥后再研细，即得。

炮制目的：降低毒性，使其细腻，便于制剂。

炮制经验：损耗率 20% 左右。

质量标准：以块大、质脆、色红、有光泽、无杂石者佳。水飞为极细的粉末。

性味与归经：辛，温；有毒。入肝、大肠经。

功能与主治：解毒杀虫，燥湿祛痰，截疟。用于痈肿疔疮，蛇虫咬伤，虫积腹痛，惊痫，疟疾。

朱 砂

炮制方法：水飞朱砂：去净杂质，用磁铁洗净含铁的杂质，置乳钵内研细，加清水适当，共研后，再加入多量清水搅拌，倾出上层混悬液，下次粗粉再按上法反复操作，去净杂质，合并混悬液，静置后，倾出上层清水，干燥后，再研细即得。

炮制目的：缓和药性，降低毒性，便于内服，利于制剂。

炮制经验：损耗率 35% 左右。

质量标准：色红鲜艳，有光泽，体重无杂石，粉极细腻。

性味与归经：甘，微寒；有毒。入心经。

功能与主治：清心镇惊，安神解毒。用于心悸易惊，失眠多梦，癫痫发狂，小儿惊风，视物昏花，疮痈肿毒等。

第六节 炒砂（硫磺炒）

用硫磺炒，只有黑锡（铅）一种。

炮制方法：将黑锡置锅内加热完全熔化，将锅从火炉上取下，徐徐加入等量的硫磺碎块,同时用铁铲在锅内不停地搅拌翻动,使硫磺与铅化合成硫化铅。在加入硫磺时,由于产生强烈的化学反应,可使部分硫磺燃烧,并放出刺激性很强烈的二氧化硫气体,故应在上风头操作,并戴防毒口罩,以防中毒。同时要防止发生火灾,反应完毕后,烟减少,生成物为灰蓝色,趁热倒在清洁石板上,冷却即裂。炒砂就是把块状金属加工为砂粒状,入黑锡丹便于制剂。

第七节　其他炮制品

制　蟾　酥

炮制方法:将蟾酥砸碎置盆内,注入牛奶用木棒搅拌,使两者融合,覆盖约6天,每天搅拌两次,牛奶逐渐全部被蟾酥吸尽,取出阴干至六成,再低温烘干或日光微弱处晒干。用时研细。

炮制经验:牛奶的物质性状与蟾酥相似,牛奶含有油脂,可减少蟾酥尘末飞扬,使之松软易粉碎。但乳制品夏季易酸败,应在春秋加工。

酒制蟾酥做法同乳制。

一斤蟾酥用白酒二斤或鲜牛乳二斤。

胆　南　星

炮制方法:将生天南星粉与牛苦胆汁混合,日晒夜盖,每天搅拌两次,月余(时间长些更好),至色变黑褐,取出,装入牛苦胆皮内,悬挂于屋内通风处备用。一斤生天南星粉,用七斤牛胆汁。

用时用笼蒸透,除去胆皮,蘸着香油,搓揉成筷子粗条,切 1cm 咀,干燥即得。

第三篇

中药饮片调剂

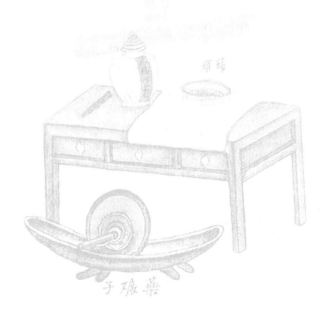

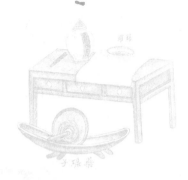

第一章　中药调剂

一、中药调剂概述

济世之道，莫大于医，祛疾之功，无先于药，医无药不行，药无医无用，医和药是一个不可分割的整体。几千年来，它为人民的健康事业，做出了不可磨灭的巨大贡献。

中草药来源于植、动、矿三界，且多数出自全国各地，植物药占绝大多数，同时，尚有少数品种依赖进口。因为它是在中医独特理论体系指导下进行应用的，所以，我国人民也称之为中药。

中药的共同特点是：属性繁多、产地分散、产期性强、加工技术严格；多味配方，缺一不可。只能备而不用，不能用而不备；只能药等病，不能病等药。一地产而全国用，一方用药全国供，可谓一方吃全国，甚至到海外。

姜保生老药工做中药零售工作已70余年，集70余年之经验，深刻体会到，要想做好中药事业，必须牢牢抓住三点：一是道地药材，二是依法炮制，三是规范调剂。这三点是振兴中药之灵魂，是做好中药事业之根本，中药人员必须牢记要付诸实践，树立全心全意为人民服务的思想，文明经商，礼貌待客，遵守职业道德，恪守修合无人见，存心有天知的古训，不断提高思想觉悟，努力学习业务技能，对患者有高度责任感，只有这样，才能做好中药事业。

中药调剂，是指中药零售店调剂员，根据中医处方的要求，调配成供患者服用的汤剂。中药调剂是一项非常严肃、谨慎、细致，又是技术专业性很强的工作，容不得丝毫马虎或粗心大意。

古训告诫我们："凡合和汤药，务在精专，甄别新陈，辨明州土，修制合度，分两无差，用得其宜，病无不愈。若真假非类，冷热相乖、草石昧其甘辛，炮炙失其体性,筛罗粗恶、分剂差殊,虽有疗病之名,永无必愈之效。"敦敦教导是何等深刻啊! 调剂人员,必须铭记于心。

要想为患者服务好,做好中药调剂工作,不单纯会提戥子,会抓药,就满足了,远远不够的,必须刻苦学习业务,学习中药鉴别,学习加工炮制,学习中药理论、四气五味、配伍禁忌、升降浮沉、补泻归经,学习煎服常识,进一步学习中医基础理论知识、汤头歌、方剂学、中药学等,把学到的中医药知识,结合工作实践,运用到工作中去。

二、中药调剂的目的意义

中药调剂,即按照处方内容要求调配成汤剂或根据处方的要求配制成其他剂型,如水丸、蜜丸、药汤等。

中药调剂是祖国医药学的主要组成部分,具有临时灵活针对病情对症用药的特点。随着地区的不同,患者病情的改变,医生用药的各异和炮制要求的不一,在调配处方时,会遇到各种问题,如药物名称,有一药多名或同名异药,稍不注意,易发生差错。此外,中药不同于其他商品,它是用来治病的,为此,必须确保调配质量,不但剂量要准,而且,处方写生付生,写制付制,不能以生代制或生制不分,否则,会影响疗效。同时,调剂内容比较广泛,除操作技术之外,它与中医学和中药学其他学科的关系极为密切,如调剂中的药材品种、质量与药性,就要涉及中药学、中药炮制学、方剂学等;适应证、配伍禁忌,则要联系中医基本理论知识;了解膏丹丸散等中成药的处方内容工艺,又要涉及中药制剂学。因此,中药调剂,是相关学科专业知识的综合,内容极为丰富。一名合格的调剂人员,是中药零售各方面专业知识最丰富的技术人员。因此,必须认真刻苦学习和掌握这门学科,才能更好地做好调剂工作。

学习中药调剂,必须结合中医和中药基本理论知识,并通过理论结合实践,才能较快地掌握有关知识和操作技能,正确指导中药调剂工作的进行。

三、中药调剂的基本知识

中药调剂主要是调配处方,学习研究药方多方面的内容,是调剂人员必须具备的基本知识,掌握处方药名的通用名称及其应付规定,与调配处方的关系更为密切。由于中药源远流长,品种繁多,而且药物的使用,又有生、炒、制、煨、煅等不同要求,这就要求调剂人员,必须熟悉药品的通用名称、常见异名、加工炮制、配伍禁忌及应付规定,才能适应工作。又因医生处方用药,既有组成原则,又有灵活的变化,所以,在调配处方中,会遇到各种问题,如处方药物的组成、用量、毒性中药、剧烈药,以及配伍禁忌的使用是否适当,或书写潦草、笔误、俗字、重药、漏剂量等,这就要运用中医药基本理论,来分析处方内容,发现问题,向顾客说明原因,或及时与医生取得联系,不能潦草从事,一推了之。

1. **审方** 收方必先审方,为什么要收方必先审方?因为有以下好处:

(1)审查处方有无缺品断味,是否有书写不清或字迹潦草,难以辨认的品味,是否有重写药味,剂量模糊或漏掉剂量,处方中的用量是否恰当,药与药之间的比例是否失调,有无剧烈药、超量药或笔误等;剧烈药与超量药,药名下面医生是否签字,如细辛、川乌等。

(2)审查处方有无相反、相畏及禁忌的药物,如常遇到的有半夏与附子(十八反),党参与五灵脂(十九畏)并用等,如见之向顾客说明。

(3)审查处方有无毒麻药品。购买毒麻药品,必须严格执行毒麻药品管理规定,不符合规定,应向顾客耐心解释。

(4)委托加工制作丸散,应审查处方中所用药物的性质及重量是否能配制。如含油脂、糖分、纤维性强的药,像大腹皮、竹茹、黑芝麻、冬瓜仁、桃仁、杏仁、生地、熟地等损耗大的,当面解释清楚,以免承诺后不能配制或损耗过大,影响患者用药或使患者不满意。

(5)非正式医生处方,审查更应慎重。

总之,看方犹看律,审阅处方要精心、细心,计价要准确,发现问题,耐心解释,说明原因,绝不能草率行事,一推了之。

2. **调剂(俗称抓药)**

(1)计价(又叫算方),计价员:是接待顾客第一人,要求业务熟练,专业知识丰富,接待顾客要态度和蔼,笑脸相迎,尊称顾客,有问必答,耐心解释,让顾客放心满意。接到药方,必先审方,无疑之后,方可计价,价目要记熟,算盘要过硬,计价要准确。收款要唱收唱付,收款后,请顾客坐下等候,并通知调剂员。

(2)调剂员:拿到收款后的处方,先仔细看一遍,无疑义后,将处方用压方木压住,铺上纸,拿起戥子定一下定盘星,拉开斗子抓药(不要用秤盘挖药),切忌撒药串斗,斗子随手推严,发现药中有杂质,随手挑出来,不要面对顾客挑,坚持退称,坚持单包一剂。先分单包药,小票放在右上角,不能压在药下面,为便于复核,合包药从左向右排列顺序整齐,不要摞大堆,遇量大质轻的药(如淫羊藿等),单独列在另一纸上,等复核后再合在一起,以免影响复核。药配齐后,自己先复查一遍,小票不全的,写上白版代替,无误后签字,再通知复核员。

(3)复核员:听到药配齐后,要精力集中,认真逐一核对,既核药又核小票,并注意剂量误差,无误后签字,再交回调剂员。

(4)调剂员将复核后的药,要求不论合包或小包,先右折再左折,折叠两个,包成回角整齐的方形包,不能扭别,切忌一头大一头小的包(棺材样),单包的药,要罗成四包打底、下宽上窄的塔形包(寓意救人一命胜造七级浮屠),处方正叠班正,名朝外,放在塔形包上面,捆扎牢固,系活扣,提绳约 4cm 长即可,太长不雅观。

(5)发药,对姓名,对剂数,对牌号,再请顾客看一下是否正确,方可发药。

(6)忌语或禁语:药方忌翻叠(忌翻字),不要系死扣(忌死字),药配齐不要说配完或打完(忌完字),药包忌一头大一头小的包(忌棺材包),提绳太长,提着晃悠,像提鸟笼子不雅观。处方正叠,名朝外,好得快(吉祥),名朝外为的是便于发药。

(7)旧制 16 两,新制 10 两,核算法是:1 厘等于 0.03g,1 分等于 0.3g,1 钱等于 3g,1 两等于 30g,以此核算。

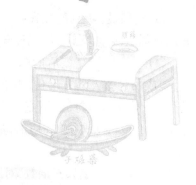

第二章 处方中常见的俗名、异名及处方应付

调配处方,还必须了解常用俗名及异名,中药名称很复杂,一种药有几种名称,有的药根据医生用药和写方习惯,写异名(别名)。因此,调剂人员必须认真学习业务知识。

一、一般常见异名(别名)

牛蒡子,常用异名:大力子、牛子。

沙苑子,常用异名:潼蒺藜、沙蒺藜。

金银花,常用异名:忍冬花、双花。

蝉蜕,常用异名:蝉衣、虫衣等。

书后附常见异名及俗名表(附录1)。

二、处方应付规定

处方应付规定是调剂员首先和必须掌握的事,不了解就无法工作。因为大多数医生的处方,只写药名,不写加工炒制名,哪些药该付生品,哪些药该付制品,调剂员要了如指掌。举例:

枳壳,处方写不写炒,一律付麸炒的,写生付生。

苍术,一律付米泔水制的或麸炒的,写生付生。

青皮,一律付醋炒的,写生付生。

山萸肉,一律付黄酒蒸制的,写生付生。

远志,一律付甘草水制的,写生付生。

地黄,一律付生地黄。

芍药,一律付生白芍。

书后附处方应付规定明细表(附录2)。

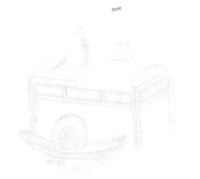

第三章 毒性中药与禁忌

一、毒性中药

有些药物具有剧烈毒性,或药性猛烈,副作用大,使用不当或服用过量,能导致中毒甚至死亡,称之为毒性药。

有些药物,由于患者的体质、病情不同,或某些特殊原因,因而不宜使用。还有些药物不宜在一张处方中同时使用,称之为禁忌药。

毒性中药分一、二类,应严格遵照剧毒药管理规定,实行专人专库(双锁),专账管理。凭医院(省、市、区)的红处方和单位介绍信限量出售,处方保存两年。毒性中药品种(28种):

砒石(红砒、白砒)、砒霜、水银、生马钱子、生川乌、生草乌、生附子、生白附子、生半夏、生天南星、生巴豆、斑蝥、青娘子、红娘子、生甘遂、生狼毒、生藤黄、生千金子、生天仙子、闹羊花、洋金花、蟾酥、雄黄、雪上一枝蒿、红升丹、白降丹、红粉、轻粉。

另外,为了安全起见,以下药品宜纳入毒性药管理:巴豆霜、制马钱子粉、硫黄、银朱、金生、广小豆、藜芦、樟丹、虻虫、生商陆、罂粟壳等。

限剧药:有些药材,药性猛烈,不宜多用,限制用量。如超量医生必须在药名下签字,如细辛。

有些药不宜大剂量使用,应在调配时严加注意,如川乌、草乌、附子、天南星、半夏、麻黄、五味子、朱砂、苦丁香等,以及大热药、大寒药或含有小毒的药等。

二、用药禁忌

药物有防病治病的一面,也有不利人体的一面,俗语说:"是药三分毒"。如寒

143

凉药,虽然能清热,但又易伤阳(寒凉药属阴),"太寒伤阳";辛热药,虽可祛寒,但又能耗阴(辛热药属阳),"太热伤阴"。滋补药,固能扶正,但又可恋邪,"骤补恋邪";攻伐药,固可祛邪,但又能伤正,"破气伤正"。因此,要因人、因时、因地、因病制宜,恰当合理用药。特别对药性猛烈或有毒性的药物,用时尤为慎重。

用药禁忌内容较多,主要有三个方面:配伍禁忌、妊娠禁忌及服药禁忌。

配伍禁忌,是指有些药物相互在一起,能产生毒性或副作用。故前人总结有十八反与十九畏。

十八反:

本草明言十八反,半蒌贝蔹及攻乌,藻戟芫遂俱战草,诸参辛芍叛藜芦。

注:清半夏、姜半夏、法半夏、瓜蒌、瓜蒌仁、瓜蒌皮、天花粉、川贝、浙贝、白蔹、白及与川乌、草乌、熟附子相反。

海藻、红大戟、京大戟、芫花、甘遂与甘草、炙甘草相反。

人参、西洋参、党参、太子参、北沙参、南沙参、玄参、丹参、明党参、苦参、细辛、白芍、赤芍与藜芦相反。

十九畏:

硫黄本是火中精,朴硝一见便相争;

水银莫与砒霜见,狼毒最怕密陀僧;

巴豆性烈最为上,偏与牵牛不顺情;

丁香莫与郁金见,牙硝难合京三棱;

川乌草乌不顺犀,人参最怕五灵脂;

官桂善能调冷气,若逢石脂便相欺;

大凡修合看顺逆,炮爁炙煿莫相依。

注:硫黄畏朴硝、元明粉,水银畏砒霜。狼毒畏密陀僧,巴豆畏黑丑与白丑。公丁香、母丁香畏郁金,朴硝、元明粉畏三棱,川乌、草乌畏犀角、广角、水牛角。人参、党参、西洋参畏五灵脂。肉桂、桂枝畏赤石脂、白石脂。

当今有些医生在处方中,附子与半夏同用,人参、党参与五灵脂同用,甘草与海藻同用。如遇上述情况,医生必须在药名下签字并留下处方备查,如无医生签字,必须与顾客说明,去问医生,或将其中一味单包起来,去问医生,调剂人员应持慎重态度。

三、妊娠用药禁忌

妇女在妊娠期间服药,应特别注意药物禁忌。一般分禁用和慎用两类。禁用药包括巴豆、斑蝥、木鳖子、水蛭、虻虫、二丑、芫花、商陆、三棱、莪术、麝香等毒性较强或药性猛烈的药物。慎用药包括具有通经、活血、祛瘀、行气、破滞以及辛热、寒凉、攻下、滑利等作用的药物，如桃仁、红花、益母草、牛膝、枳实、槟榔、附子、肉桂、干姜、大黄、芒硝、冬葵子、瞿麦、木通等。禁用药绝对不能使用，慎用药原则上应禁止使用，以免发生事故。

前人对妊娠用药编制了禁忌歌：

蚖斑水蛭及虻虫，乌头附子配天雄；

野葛水银并巴豆，牛膝薏苡与蜈蚣；

三棱芫花代赭麝，大戟蝉蜕黄雌雄；

牙硝芒硝牡丹桂，槐花牵牛皂角同；

半夏南星与通草，瞿麦干姜桃仁通；

硇砂干漆蟹爪甲，地胆茅根与䗪虫。

注：蚖，青科昆虫，包括斑蝥、红娘子、地胆、葛上亭长。主产江苏、四川、安徽、山东；生长于大豆叶上者，背上有黄黑斑纹，名斑蝥；生长于芫花上者名芫青，即青娘子；生长于樗树上者名樗鸡，又名红娘；生长于葛藤上者，名葛上亭长；生长于树下草间或石隙中者，名地胆。

野葛，异名钩吻，马钱科植物胡蔓藤的全草，产于浙江、福建、广西、广东、云南、贵州。有剧毒，功能祛风、攻毒、消肿止痛。又名断肠草。

牙硝，指火硝。

牡丹，指牡丹皮。

桂，指肉桂。

通，指木通。

甲，指穿山甲。

四、服药禁忌

患者在服药期间，有些食物不宜与药物同用，俗称"忌口"。在古代文献中记载有：常山忌葱；地黄、何首乌忌葱、蒜、萝卜；鳖甲忌苋菜；薄荷忌甲鱼；甘草忌鲢鱼；茯苓忌醋；威灵仙、土茯苓、使君子忌茶；蜂蜜忌生葱。

具体来说，在服药期间，不能吃影响药物疗效的食物，要遵医嘱，根据病情和用药的特点来考虑忌口，例如：麻疹表证，不宜吃油腻、酸涩之物；疮疖肿毒，皮肤瘙痒，不宜吃鱼虾、牛羊肉等腥膻及辛辣、酒等刺激之物（俗称发物）；患神经衰弱失眠者，应忌胡椒、辣椒、酒、茶之物；消化不良者，应忌油炸、黏腻的食物；热证不宜吃辛辣、膻腻之物；寒证忌生冷、瓜果之类。总之，服药与忌口有着密切的关系，要尽快恢复健康，除服药外，还要在生活上调理得当，不吃影响药效的食物。

五、用药剂量

用药剂量是医生处方中每味药的份量,用量的大小和配伍与治疗效果有极密切的关系,因此在调配处方时,必须详察处方中的用量是否恰当,药与药之间的比例是否失调,尤其含毒性或者烈性药的剂量,更要细心审查,发现疑问,与顾客说明,或与医生联系,以防发生医疗事故。

中药剂量应用是有一定原则的,一般来说,使用毒性药或烈性药用量宜小,如细辛、川乌、马钱子等,一般不能超过极量;使用一般药物,质轻药物用量不宜过大,如灯心草、竹叶;质重药物用量较大,如龙骨、牡蛎、赭石、磁石等;芳香走散药物用量宜小,如丁香、五味子、麻黄;滋补药用量可大,如黄芪、山药、熟地等;苦寒药用量宜小,如黄连、番泻叶等;辛热药用量宜小,如干姜、附子、肉桂等;成年人身体强壮者用量可大,儿童、老年人、身体虚弱者用量宜小。

总之,医生用药因证而定,既有常用量的原则性,又有一定的灵活性,调剂人员必须掌握相关常识。要做到认真审方,细心调配,称量准确,杜绝目测分摊。对于处方用药剂量,姜保生先生做过这样的比喻:"药名是歌词,剂量是歌谱",剂量不准,难以奏出美妙的音乐。

六、煎服常识

中药煎煮的质量高低直接影响到药效,李时珍说:"凡服汤药,虽品物专精,修治如法,而煎药者鲁莽造次、水火不良、火候失度,则药亦无功。"所以煎药一定要得法,才能保证药效。

1. 煎药用具

砂锅为好,砂锅受热均匀,散热慢,不易与药发生化学反应,是煎药最理想的用具;不锈钢制品或搪瓷制品亦可,用竹木筷搅拌。忌铁器与铜器,以防与药材发生反应而影响药效。

2. 煎药用水量

煎药用水量的多少,应以药物的重量、体积和吸水量决定,如草、花、叶及其他质地轻松的药,吸水量大,水可适量增加;贝壳、矿石及质地坚实的药,吸水量小,水应适量减少。一般来说,头煎水要高出药 5cm 左右,二煎的水与药持平即可。

煎药前应先浸泡半小时,且宜用凉水而不用开水,因为中药中含有淀粉、蛋白质等成分,遇开水后会凝固,影响水向内渗透,药物有效成分不易煎出。

中药煎煮前不宜用水淘洗,原因有三:第一是中药含有糖、苷类成分,水洗成分易流失;第二是中药有不少粉末及捣碎药,易随水损失;第三是炮制用的辅料,水洗易流失。

3. 煎药用火及煎煮时间

解表药应用旺火煎煮,气足势猛,药力迅速。头煎开锅后 5~10 分钟,二煎开锅后 10~15 分钟。

滋补药先用旺火煎沸,改用文火慢煎,使其药汁浓厚,药力持久。头煎开锅后 20~25 分钟,二煎开锅后 30~35 分钟。

一般药用文武火交叉煎煮,使其有效成分充分煎出。头煎开锅后 15~20 分钟,二煎开锅后 20~25 分钟。

煎药时,应集中注意力,细心煎煮,掌握火候,谨防煎干或煎糊。煎干或煎糊的药,不能重新加水再煎,不可服用。煎药加水应一次加足,不能中途添水,以免影响药效。

注:从前煎药时间是头煎煎煮时间长,二煎时间短,近些年来,医生告知患者煎药,头煎时间短,二煎时间长些,慎思之。姜保生先生 1958 年从事专门煎药工作一年余,实践中体会到煎药头煎时间短,二煎时间长些有一定道理,例如,不吃火的药,煎煮时间短就能煎出药效,煎煮时间长则过之;吃火的药,二煎煎煮时间长些能够充分煎出有效成分,煎煮时间短欠之,应与时俱进,故今改之,敬请指正。

4. 煎药汁量

一般情况,一天一剂,重症者有时一天两剂,应遵医嘱。两煎药汁合并,分两次服用,如处方剂量较大、煎汁较多,也可分两次服用。儿童可分多次服用,但必须一天服完一剂,成人两煎药汁 500~600ml,儿童按年龄酌减。

5. 特殊处理的药物

中药成分有的易溶于水,有的难溶于水,有的加热易挥发,有的久煎成分被破坏,有的加热后易糊化,有的煎煮后药汁浓稠,影响其他成分煎出,有的含绒毛刺激咽喉,凡此种种,不一而举,应以保证药效为目的,根据药物性质区别对待。

先煎　先煎的目的是增加药物的溶解度,降低或缓和药物的毒性,充分发挥其疗效,如附子、雷公藤先煎,能降低毒性,减缓对胃肠道的刺激或副作用;矿石贝壳类先煎,使其有效成分煎出;另外有贵重药材先煎或另煎取汁兑入,如人参可另煎两遍,取汁兑入,人参食之。

后下 后下的目的是减少药物因煎煮时间过长而使有效成分损失,降低药效。一般应在头煎,药煎好前5分钟入药,煎煮5分钟即可,如薄荷、钩藤、沉香、砂仁、豆蔻、紫菀等。

包煎 含黏液质药,如车前子,遇热发黏,易糊锅,必须包煎;含绒毛药物,如旋覆花,易刺激咽喉,也应包煎;另外,蚕沙、夜明砂、望月砂、五灵脂、蒲黄等,为了不使药汁过于黏稠而不易服用,也应包煎。

烊化(炖化) 胶类药物因其易沉底糊锅而不能与药物同煎,应烊化或炖化兑入;结晶类药物,如芒硝、元明粉,遇热即熔化,不用同煎,用药汁溶化即可。

兑入 液体药,如鲜竹沥,不用同煎,兑入药汁内即可;有些药粉,如三七粉、沉香粉、全蝎粉、延胡索粉、鸡内金粉等,也可兑入药汁内服用。

冲服 某些贵重药物,如三七粉、沉香粉、羚羊角粉、朱珀散等,将药粉倒入口中,用药汁冲服。朱砂粉质重,易沉底,不能兑入药汁内,应入口冲服。

6. 服药时间

有饭前、饭后、早、晚的区别,通常一天服两次,上午一次,下午或睡前一次。前人对服药时间也有论述:"病在胸膈以上者,先食而后服;病在四肢血脉者,宜空服而在旦;病在骨髓者,宜饱满而在夜"。一般来说,病在上焦,应在饭后服用;病在下焦,应在饭前服用;补养药应在饭前服用,使其在肠胃内充分吸收;消导药应饭后一小时后服用;驱虫药和泻下药,应空腹服用;对肠胃有刺激的药,应饭后一小时后服用;镇静安神药,应睡前服用;急症不拘时间,应迅速服用。

7. 药引

药引又叫药引子,中医处方是按照君、臣、佐、使的原则来配伍,药引就是使药的作用。

(1)引经作用:可引导药物充分发挥作用,如:滋阴补肾的六味地黄丸,常以淡盐水为引服用,咸入肾;治妇科病的七制香附丸,常以黄酒为引送服,酒有引经行药活血作用;儿童用药小儿回春丹,常以竹叶、灯心草为引送服;小儿牛黄镇惊丸,常以钩藤、薄荷、灯心草为引送服,有"钩藤、薄荷、压惊草(灯心草),小儿有病离不了"的谚语。

(2)增强药效:药引可以增强主要的疗效,如发汗解表药,常以生姜、葱白为引,增强解表发汗作用;又如补气利水的黄芪,配以健脾利水的茯苓,可加强黄芪的功效;清热泻火的黄芩,配以攻下泻热的大黄,能加强黄芩的功效。

(3)解毒作用:有些药物有毒,加药引可解毒,如川乌、草乌、附子等,常用甘草、生姜为引,可缓解毒副作用;厚朴有呛人咽喉的副作用,故用生姜为引。

(4)缓和药性:有些药物猛烈,加药引可缓和药性并保护正气,如葶苈子加大枣为引,可缓和葶苈子之烈性,达到泻肺而不伤肺的目的。

(5)保护脾胃:脾胃乃后天之本,有些药物,刺激肠道,加药引保护脾胃。如以生姜、大枣为引,两者合用,能增强食欲,帮助消化,从而有利于其他药物的吸收和发挥作用。

(6)矫味作用:有些药物有异味或味极苦,不易服用,加红糖、冰糖或蜂蜜为药引,可矫味。

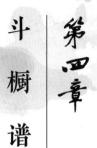
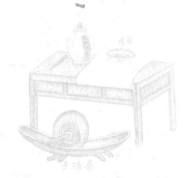

斗橱谱编纂： 共编写斗橱 5 架，品种 775 种。

1. 贵细药、毒性药未编入。

2. 斗橱药排列原则：矿石药在下层，常用药在中层，冷背药在上层，体轻药在下层大斗内。

3. 可根据经营规模、斗橱的多少、用药习惯进行编排。

斗橱编排

樱桃核 白 鹤 菝 虱	娑罗子 蜂 蚕 房 蛾	百里香 苦 贯 丁 众	肉豆蔻 桂 山 皮 柰	孩儿茶 雷 芦 丸 荟	田基黄 荜 漏 拨 芦	仙人头 拔 甘 葜 松
石菖蒲 桑 寄 蛸 奴	芙蓉叶 常 木 山 贼	金果榄 谷 猫 精 眼	炒海蛸 海 重 蛸 楼	侧柏炭 侧 野 柏 菊	盐泽泻 海 昆 藻 布	五灵脂 升 良 麻 姜
冬瓜仁 乌 槟 药 榔	节菖蒲 辛 苍 夷 耳	厚朴花 橘 橘 络 叶	仙鹤草 小 大 蓟 蓟	云木香 枳 枳 实 壳	五加皮 海 青 风 风	炒山栀 连 葛 翘 根
炒麦芽 神 山 曲 楂	焦麦芽 焦 焦 楂 曲	明天麻 防 续 己 断	当归尾 当 川 归 芎	天花粉 白 桔 芷 梗	沙苑子 菟 女 丝 贞	龙胆草 柴 青 胡 蒿
血丹参 香 红 附 花	槲寄生 川 怀 膝 膝	炙甘草 甘 石 草 斛	台党参 白 苍 术 术	紫苏叶 紫 苏 苏 梗	肥知母 黄 黄 芩 柏	白菊花 杭 蒺 菊 藜

续表

粉丹皮 泽泻 茯苓	鸡血藤 钩藤 狗脊	制首乌 首乌 元肉	炙桑皮 桑皮 瓜蒌	板蓝根 青叶 骨皮	黑玄参 生地 熟地	荆芥穗 荆芥 防风
炒山药 山药 党参	杜仲炭 杜仲 故子	炙杷叶 杷叶 米壳	肉苁蓉 生芪 炙芪	炒白芍 白芍 赤芍	北沙参 天冬 麦冬	霜桑叶 桑枝 薄荷
淡竹叶	青竹茹	挂红灯	旋覆花	金沸草	净蝉蜕	忍冬藤 金银花
伏龙肝 松香 芜黄	大青盐 胆矾 绿矾	托盤根 苦果 茄根	玄精石 金精 银精	了哥王 槐蛾 荆蛾	茯神木 苦丁 蚕衣	寻骨风 小草 柿蒂
黑豆衣 秦皮 牙皂	炙兜铃 兜铃 土贝	金樱子 黄精 玉竹	椿皮炭 椿皮 白及	油松节 血竭 苏木	川椒目 青椒 花椒	荔枝核 橘核 小茴
莲子心 莲须 莲子	茯苓皮 萹蓄 瞿麦	鹿角霜 鳖甲 龟板	桑椹子 佛手 香橼	骨碎补 地枫 年健	王不留 皂刺 山甲	徐长卿 石韦 白薇
紫豆蔻 白蔻 砂仁	五味子 枸杞 黄肉	清半夏 姜夏 法夏	熟大黄 酒军 川军	白芥子 苏子 莱菔	炙百部 百部 前胡	鸡内金 木瓜 扁豆
柏子仁 远志 枣仁	川贝母 浙贝 大海	片姜黄 黄连 胡连	熟附片 三棱 莪术	广藿香 香薷 佩兰	炙麻黄 麻黄 桂枝	蔓荆子 细辛 藁本
牛蒡子 杏仁 橘红	金铃子 郁金 元胡	车前子 木通 猪苓	姜厚朴 陈皮 青皮	吴茱萸 干姜 肉桂	天竺黄 茯神 僵蚕	元明粉 芒硝 龙齿
煅石膏 石膏 滑石	炒薏米 薏米 芡实	益母草 泽兰 桃仁	西秦艽 羌活 独活	白附子 川乌 草乌	赤茯苓 明矾 枯矾	蒲黄炭 蒲黄 茜草
丝瓜络	露蜂房	云故纸	荷叶丝	荷梗咀	莲房咀	冬瓜皮 大腹皮

虎耳草 丁公藤　青龙衣	甜叶菊 一枝蒿　含羞草	苦甘草 枸骨根　八角风	叶下珠 千层塔　响铃草	无患子 蜀葵花　金莲花	蔷薇花 荔枝花　白梅花	腊梅花 芙蓉花　橘红花
宽筋藤 伸筋藤　葡萄根	野马追 猫须草　石吊兰	肉桂子 香苓子　大葱子	抽葫芦 香排草　灵香草	甜瓜子 水红子　菱蕤仁	荜澄茄 白胡椒　黑胡椒	功劳子 香榧子　巨胜子
皂角子 狼毒　商陆	马蔺子 预知子　急性子	苎麻根 雪莲　桃奴	寒水石 石蟹　石燕	鸭跖草 蜂蜡　罗勒	人中黄 堇草　沙棘	酒黄柏 酒元胡　酒龙胆
人中白 缬草　岗梅	百草霜 红曲　砂壳	禹粮石 青黛　铜绿	时洛子 荞麦　蜗牛	代代花 荷花　桃花	山羊血 京墨　蛴螬	蜣螂虫 蝼蛄　蟋蟀
焦槟榔 白丑　黑丑	大茴香 香叶　丁香	麻黄根 虎杖　卷柏	天仙藤 草薢　灵仙	韭菜子 仙茅　锁阳	银柴胡 月石　文蛤	巴戟天 南星　胆星
黑芝麻 白果　豆豉	乌梅炭 酸梅　炮姜	上沉香 檀香　降香	鱼鳔胶 全蝎　土元	火麻仁 蒌仁　李仁	酒地龙 地龙　壁虎	北豆根 射干　马勃
马齿苋 苦参　紫参	石上柏 浮萍　蛇毒	黑蚂蚁 红蚂蚁　鼠妇虫	黄豆卷 黑豆　赤豆	半夏曲 红蔻　建曲	木鳖子 乳香　没药	人参叶 列当　油桂
仙灵脾	玉米须	金钱草	苦地丁　败酱草	伸筋草	夏枯草	番泻叶
蛇含石 鹅管石　炉甘石	鬼箭羽 象牙屑　香樟木	农吉利 竹三七　土三七	气土夫 紫稍花　墓头回	羊蹄根 功劳叶　功劳木	半边莲 草红藤　大血藤	萱草根 石楠藤　石楠叶
冬葵子 天葵子　一见喜	石榴皮 藕节炭　净藕节	翻白草 马鞭草　不食草	凌霄花 路路通　密蒙花	明玳瑁 细黄草　南沙参	老鹳草 龙葵草　车前草	鹿衔草 凤仙草　蛤蟆草

续表

焦白术 土白术 生白术	浮小麦 合欢皮 合欢花	乌梢蛇 白花蛇 酒祁蛇	薤白头 盐黄柏 盐知母	诃子肉 西青果 干青果	炙紫菀 炙百合 炙冬花	生紫菀 生百合 生冬花
焦稻芽 生稻芽 炒稻芽	生地炭 干漆炭 莲房炭	熟地炭 生地榆 地榆炭	槐花炭 炒槐花 生槐花	焦槐米 炒槐米 生槐米	炙前胡 炙白前 白前草	茺蔚子 葶苈子 亚麻子
焦谷芽 炒谷芽 生谷芽	银花炭 炒银花 焦白芍	西紫草 土茯苓 豨莶草	香附炭 卷柏炭 茜草炭	槐角炭 炙槐角 生槐角	艾叶炭 血余炭 棕榈炭	鹿角胶 阿胶珠 阿贡胶
海金沙 煅蛤粉 海蛤粉	海浮石 赤石脂 白石脂	紫贝齿 煅牡蛎 牡蛎粉	黄芩炭 大蓟炭 小蓟炭	楮实子 石莲子 青葙子	蛇床子 覆盆子 地肤子	生麦芽 生山楂 生神曲
石决明 珍珠母 淡秋石	紫石英 阳起石 阴起石	青礞石 煅磁石 磁石粉	钟乳石 白石英 花蕊石	自然铜 煅瓦楞 瓦楞子	金礞石 煅赭石 岱赭石	白贝齿 煅龙骨 龙骨粉
白茅根	白芦根	旱莲草 半枝莲	蒲公英 鱼腥草	灯心草		白通草

鸦胆子 枳椇子 大风子	佛耳草 金牛草 无花果	两头尖 苦石莲 白头翁	凤眼草 分心木 糠谷老	甘葛花 扁豆花 扁豆衣	使君子 苦楝皮 苦楝子	紫草茸 蓖麻子 铁落花
红大戟 制芫花 制甘遂	刺猬皮 制水蛭 生水蛭	瓜蒌皮 海桐皮 紫荆皮	荷叶炭 大黄炭 陈皮炭	焦远志 芥穗炭 荆芥炭	母丁香 没食子 山楂核	夜明砂 晚蚕沙 望月砂
大刀豆 月季花 干姜皮	九香虫 干蟾皮 鹿角片	玫瑰花 鸡骨草 瓦松草	贯众炭 茅根炭 坤草炭	黄药子 红药子 白药子	地锦草 蜀羊泉 石见穿	明党参 珍儿参 佛手参

续表

酒黄芩 酒当归　酒白芍	吴萸连 姜黄连　酒黄连	朱寸冬 朱云苓　朱远志	朱茯神 朱枣仁　炙远志	益智仁 煨肉蔻　草果仁	川木香 绿豆衣　鸡冠花	佛手花 桑椹花　木槿花
透骨草 梧桐叶　金荞麦	铁苋菜 溪黄草　绞股兰	望江南 千里光　刺五加	炙桑叶 炙覆花　甜杏仁	穿山龙 生栀子　焦栀子	醋柴胡 山慈菇　光慈菇	黄精子 棕桐子　梧桐子
土槿皮 川槿皮　肿节风	雷公藤 鬼针草　穿破石	夜交藤 络石藤　白鲜皮	垂盆草 六月雪　平地木	石榴花 凤仙花　照山白	毛冬青 藤梨根　落得打	南瓜子 光明子　芸苔子
冬凌草 紫珠草　凤尾草	凤凰衣 罗布麻　硬姜黄	土牛膝 三七花　红景天	煨木香 煨葛根　煨诃子	两面针 夏天无　蛇六骨	乌骨藤 接骨木　萝芙木	七叶连 八角莲　千里香
蛇舌草	茵陈蒿	祁艾叶	酒蛇蜕　银杏叶	天浆壳	木灵芝	不老草

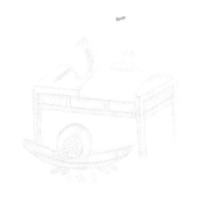

第五章 怎样做好调剂工作

　　调剂，就是调配处方，怎样做好这项工作，姜保生先生通过多年的工作实践，认为必须具备以下三点：一是必须具备高尚的职业道德；二是必须具备过硬的专业技能；三是必须具备热心为顾客服务的思想。

一、必须具备高尚的职业道德

　　道德是立店之本，"修合无人见，存心有天知"是药行的最高境界。药行不同于其他行业，不是单纯的买卖关系，是治病救人的，古训说："济世之道，莫大于医；祛疾之功，无先于药"。人得了病，才看病买药，若没有病，药再好，再便宜，人家也不买，谁愿花钱喝苦水。药行是半积阴德半积财。

　　"修合无人见，存心有天知"。何谓修合？修，即制剂和加工炮制药；合，即调配与制剂。也就是说，炮制药、制丸散、调配处方，是否依法、是否偷工减料、是否以次顶好，患者不知道，只有上天知道，凭良心了。

　　在调配处方时，按照处方的要求，认真操作、一丝不苟、该生付生、该制付制、该捣碎的捣碎，剂量称准分匀，绝不能以生代制或生制不分或土末混杂，这样做就是遵守了职业道德。反之，如果不认真操作，有制售伪劣、以次充优等不法行为，就违背了职业道德，甚至是犯罪。

二、必须具备过硬的专业技能

　　技能是立身之本，中医药博大精深、学无止境，干到老学到老，做调剂工作，不能单纯会提戥子抓药就满足了，这是远远不够的。要做到四个过硬：一是调剂过硬，辨别处方准确，抓药剂量一抓准，倒药整齐，不要罗大堆，大小包正规美观；二是饮片能分辨真伪优劣，就是认药过硬；三是懂得加工炮制技术，

155

从而能做好临方炮制；四是熟习药材产地、药性、药理，继而学习方剂学、汤头歌，把学到的知识，运用到实际工作中去。

三、必须具备热心为顾客服务的思想

为顾客服务好，是营业员应尽的天职，服务没有一劳永逸，永无止境，没有顶峰，要有四心和四勤，即：

接待顾客要热心，介绍商品要耐心；

对待工作要细心，学习业务要专心。

手勤、腿勤，百拿不厌；

眼勤、口勤，百问不烦。

只要是身在岗位上，始终保持仪表端庄，接待顾客和蔼可亲，有问必答，礼貌待客，想顾客之所想，帮顾客之所需；即使个人有烦心或不愉快的心情，也不能体现在工作上，这是服务上最忌讳的，应当牢记避免。如遇到挑剔的顾客，也应保持和蔼的笑容，耐心解释，诚心实意地为顾客服务。

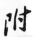

附录

附录1　中药处方常见别名及俗名

一、根茎类：83 种

正名	常见别名及俗名
重楼	金线重楼，蚤休，七叶一枝花，草河车
九节菖蒲	节菖蒲
山奈	三奈，香三奈，山赖
山药	淮山，怀山药，薯蓣
山慈菇	茅慈姑，毛茨姑，冰球子，老鸦办
土茯苓	仙遗粮，仙禹粮，冷饭团，光叶菝葜
三七	田七，金不换，参三七
三棱	京三棱，荆三棱，黑三棱，三角
升麻	绿升麻，窟窿牙
巴戟天	巴戟肉，巴戟，巴吉，鸡肠风，鸡眼藤
天花粉	瓜蒌根
天麻	明天麻，赤箭根
乌药	台乌，天台
丹参	血参，血山根，赤参，红根

正名	常见别名及俗名
太子参	童参,孩儿参
天冬	大当门根
甘遂	甘泽,苦泽
土大黄	羊蹄根,野大黄,波叶大黄
知母	妈妈草,蒜瓣子草
马尾连	唐松草
白术	贡术,奉贡,冬术,于术(指浙江于潜产白术)
白薇	老君须
甘草	国老,蜜草,粉草(指刮皮甘草)
石菖蒲	菖卜,菖阳
半夏	三步跳
玉竹	萎蕤,葳蕤
地黄	生地(处方上写地黄指生地)
延胡索	玄胡,元胡
芦根	苇根
苍术	茅术(指生白茅者为上,茅山苍术)
远志	元志,小草根
麦冬	寸冬,提青,正青,沿阶草
何首乌	地精
青木香	马兜铃根,天仙藤根,土木香(2005年版《中国药典》已不收载)
天葵子	紫背天葵,天葵根,菟葵,千年耗子屎
板蓝根	大青根
泽泻	泽夕
黄药子	黄独
托盘根	茅莓根
通光散	乌骨藤,下奶藤,奶浆藤,通关散
香附	莎草根,香附子
紫参	拳参,虾参

续表

正名	常见别名及俗名
威灵仙	铁扫帚
茜草	红茜草,茹藘,血见愁,新绛
骨碎补	毛姜,申姜,猴毛姜
南沙参	泡参
穿山龙	山姜,山常山,串山龙,穿地龙,爬山虎,穿龙骨
浙贝母	大贝,贝母,象贝,元宝贝,珠贝
党参	台参,潞参,甘孜党,台党,防党
珠儿参	珠子参,钮子七,扣子七
菝葜	金刚刺,金刚藤
常山	黄常山,鸡骨常山
大黄	川军,锦纹,将军,西庄黄,蛋吉,中吉
狗脊	金毛狗
仙人头	地骷髅,枯萝卜
两头尖	竹节香附,老鼠屎
半边莲	急解索,细米草
络石藤	爬山虎
虎杖	紫金龙,治血龙,川筋龙,舒筋龙
黄芩	口芩,子芩,枝芩,枯芩
藜芦	山葱
川芎	抚芎,芎䓖
附子	天雄
莪术	文术,蓬术
肉苁蓉	寸芸,大芸,地髓
射干	扁竹,乌扇
徐长卿	淋疾草,别仙踪,鬼见愁
毛冬青	毛披树根
黄芪	北芪,绵芪,箭芪,库伦芪,红芪
明党参	粉沙参

正名	常见别名及俗名
天南星	虎掌,掌叶半夏
藤梨根	毛猴梨
白芍	方贡,杭芍
干姜	川姜
当归	香归
独活	六活
大茴香	八角,大料,蘹香子
山茱萸	萸肉,枣皮
马钱子	番木鳖,八步紧子,马前子
川楝子	金铃子,楝实
女贞子	冬青子,腊树子
牛蒡子	大力子,牛子,鼠黏子,恶实
木蝴蝶	云故纸,千张纸,千层纸,玉蝴蝶
火麻仁	麻仁,黄麻仁,汉麻仁,麻子仁,麻种
金荞麦	开金锁
巴豆	江子,肥鼠子,刚子
乌梅	酸梅,银梅
王不留行	不留行,王母牛,麦蓝菜子
白果	银杏
地肤子	千头子,扫帚菜子
肉豆蔻	玉果,肉果,肉叩
诃子	诃黎勒
佛手	福寿柑
沙苑子	潼蒺藜,沙苑蒺藜
砂仁	缩砂蔤
陈仓米	久存的粳米
芡实	鸡头米
牵牛子	二丑,白丑,黑丑

正名	常见别名及俗名
锦灯笼	酸浆,挂金灯,红姑娘
棕榈子	败棕子
楮实子	构树子
槐角	槐实
莲子	藕实
枳椇子	鸡矩子
使君子	留球子
娑罗子	梭罗子,开心果
菟丝子	豆寄生,黄藤子
甜瓜子	香瓜子
望江南	野扁豆,羊角豆
薏苡仁	薏米,玉米,珍珠米
槟榔	大白,云花,大腹子,海南子
枣槟榔	赤子
千金子	续随子
蛇床子	双肾子
胡芦巴	芦巴子
核桃仁	胡桃仁
预知子	八月札
分心木	核桃隔
茺蔚子	小胡麻,坤草子,益母草子
大胡麻	亚麻子,壁虱胡麻
胖大海	安南子
路路通	六通,九空子,枫实,枫果,枫球子
蕤仁	芮仁,雷仁,美人子
西青果	幼诃子,嫩诃子
肉桂子	桂丁,桂丁香
栀子	枝子,苏红

续表

正名	常见别名及俗名
补骨脂	故子,破故纸
天仙子	莨菪子
急性子	凤仙子,指甲桃子
香苓子	香椿子
凤眼草	臭椿子
黑芝麻	胡麻仁,油麻
白胡椒	白胡,玉椒
黑胡椒	黑胡
花椒	红椒,椒皮,椒红
青椒	蜀椒,川椒,巴椒
红豆蔻	红叩,良姜子
青葙子	狗尾巴子
广小豆	相思子
瓜蒂	苦丁香,瓜丁
水红花子	蓼实子,辣蓼子
苘麻子	冬葵子,苘实
郁李仁	赤李子
苦果	吕宋果
淡豆豉	香豉
连翘	连轺,青壳,落壳
青果	橄榄果
白扁豆	白眉豆
柏子仁	柏实,侧柏仁
鸦胆子	苦参子,苦榛子
冬瓜子	瓜瓣
赤小豆	红小豆,红饭豆,赤豆
葶苈子	麦蒿子,播娘蒿子
枸橘	臭橘,臭杞,臭楝

续表

正名	常见别名及俗名
槐米	槐蕾,槐蕊
鹤虱	天明精,野胡萝卜子
南瓜子	方瓜子
鱼腥草	蕺菜
葎草	勒草,拉拉藤,拉拉秧,割人藤
寻骨风	猫耳朵草,马蹄香
蛇莓	蛇果草,落地杨梅
半枝莲	并头草,狭叶韩信草,望江青,挖耳草
龙葵	苦葵,天茄子,甜茄
卷柏	万年青,万年松
鹿衔草	鹿含草,鹿蹄草,潞安茶
墨旱莲	旱莲草,鳢肠草
狗尾草	谷莠子,狗尾巴,光明草
紫珠草	止血草,起风紫,山指甲
夹竹桃	柳叶桃
臭梧桐	海州常山,八角梧桐
金沸草	旋复梗
满山红	映山红,靠山红,红杜鹃,迎山红
小蓟	刺儿茶,小吉
铁苋菜	血见愁,海蚌含珠
了哥王	贼裤带
叶下珠	珍珠草
透骨草	细叶铁线莲
猪毛菜	扎蓬棵
虎耳草	石荷叶,金线吊芙蓉
天仙藤	兜铃藤,斗苓藤,青木香藤
忍冬藤	双花藤,银花藤,金银藤
首乌藤	夜交藤

正名	常见别名及俗名
仙鹤草	绿鹤草,龙芽草,狼牙草,脱力草,黄龙尾
老鹳草	老观草,老瓜爪,活血草,鹭嘴草,老鹳嘴,牠牛儿草
佩兰	香草,省头草,兰草
猫眼草	泽漆,肿手棵,灯台草,黄花绿叶草
穿心莲	一见喜,榄核莲
泽兰	地瓜儿苗
薄荷	卜荷,鸡苏
苦地丁	紫花地丁
甜地丁	米口袋,米布袋
萹蓄	扁竹,扁初
蒲公英	婆婆丁,黄花地丁
刘寄奴	芝麻蒿,阴行草,铃茵陈
金钱草	过路黄,对坐草
鹅不食草	石胡荽,疟疾草
蛤蟆草	荔枝草
田基黄	田基王,地耳草
黄田草	坤草
小草	远志苗
淫羊藿	仙灵脾
蜀羊泉	白英,白毛藤
农吉利	野百合
矮地茶	平地木
灯心草	灯辛,灯心,灯草,龙须草
落得灯	天胡荽,积雪草,铜钱草,蚶壳草
石见穿	石打穿,石见川
佛耳草	鼠曲草
翻白草	天青地白,反白草
马齿苋	马踏菜,九头狮子草

正名	常见别名及俗名
浮萍	紫背浮萍,青萍,水萍
地锦草	血见愁,铺地锦,麻雀蓑衣,小虫卧单
谷精草	移星草
茵陈	白蒿,婆婆蒿
母丁香	鸡舌香
凤仙花	指甲桃花
合欢花	夜合花
金银花	双花,二花,二密花,忍冬花
旋覆花	金沸草花,复花,全福花
闹羊花	羊踯躅
洋金花	凤茄花,曼陀罗花
辛夷	木笔花,毛笔花,望春花,辛一
功劳叶	枸骨叶,十大功劳叶
桑叶	双叶
莲须	莲蕊
月季花	月月红,月月开
血竭	血力,麒麟竭
白胶香	白芸香,枫香脂
五倍子	文蛤
凌霄花	紫葳花
照山白	万经棵,照山梅,白杜鹃,万荆头
槐蛾	槐耳
番泻叶	反泄叶,杏叶
桑白皮	双皮
橘红	化橘红,樟红,七爪红,五爪红
大腹皮	腹毛,槟榔皮
土荆皮	土槿皮,金钱树皮
木槿皮	川槿皮

正名	常见别名及俗名
陈皮	橘皮,新会皮
椿皮	樗皮
竹茹	竹二青
地骨皮	枸杞根
冬瓜皮	白皮
牛膝	一包针,一簇针
柽柳	西河柳,山川柳,观音柳,红柳
鬼箭羽	卫矛,斩鬼箭
杜仲	扯丝皮
黑豆皮	穞豆衣,稆豆衣
肉桂	官桂,玉桂,安南桂,薄桂
苏木	苏方木
松香	松脂,松胶香,沥青,黄香
没药	克香
接骨木	顺筋枝
长春花	日日新,雁来红
熊胆	金胆,铁胆,黑胆,菜花胆
紫石英	萤石,氟石
硫黄	鱼子黄
雄黄	雄精,腰黄,雌黄,明雄
建曲	范志曲
珍珠	真珠,濂珠
蟾酥	癞蛤蟆,虫酥
石蜜	野蜂蜜
土鳖虫	土元,地鳖虫,䗪虫,苏土元,土元
牛黄	丑黄,丑宝,西黄,犀黄,京黄,广黄,本黄
水蛭	马蟥
虻虫	牛虻,蜚虻

正名	常见别名及俗名
地龙	曲蟮,蚯蚓,参环毛蚓
鸡内金	鸡肫皮
凤凰衣	鸡卵膜
龟甲	下甲,玄武板,龟板
胎盘	紫河车,胎衣,混沌衣,人胞
刺猬皮	仙人衣
蛇蜕	蛇退,龙衣,蛇皮
鼠妇虫	潮虫,湿湿虫
羚羊角粉	通天粉
海狗肾	腽肭脐
鹿鞭	鹿肾
蛤壳	青蛤
蜗牛	负壳蜒蚰
蝉蜕	蝉衣,虫退,仙衣,虫衣
僵蚕	天虫,姜虫,江蚕
壁虎	守宫,天龙
鳖甲	上甲,别甲
麝香	元寸,寸香,当门子
全蝎	全虫
蜈蚣	百足虫
海螵蛸	乌则骨,鱼骨,乌贼骨
桑螵蛸	桑蛸,双螵蛸,螳螂子
夜明砂	天鼠粪
蜂蜜	百花精,蜂糖
玳瑁	瑇瑁
藤黄	月黄,鸟哥黄
蚕沙	蚕矢,晚蚕矢
石决明	九孔贝,鲍鱼壳

续表

正名	常见别名及俗名
青娘子	芫青,因生于芫花上者得名,色青
红娘子	樗鸡,因生于樗树上而得名
壁钱	壁蟢,壁蟢珠
贝齿	贝子
灶心土	伏龙肝
石膏	细理石
芒硝	朴硝,皮硝,马牙硝,盆硝,盐硝
元明粉	玄明粉,风化硝
龙齿	龙牙
禹余粮	禹粮石
砒石	信石,人宫
海浮石	浮水石
绿矾	皂矾,黑矾,青矾,绛矾
硼砂	月石,盆砂,蓬砂
寒水石	凝水石,凌水石,方解石
雄黄	鸡冠石
无名异	土子
玄精石	玄英石
朱砂	丹砂,赤砂,劈砂,镜面砂,片砂(指上等)
平口砂	辰砂,亦可用朱砂代之
钟乳石	滴乳石,殷孽,孔公孽
鹅管石	滴乳石
云母石	千层玻,银精石
六神曲	六曲,陈曲
冰片	龙脑,梅片,龙脑骨,机片,艾片,泽冰
人中白	尿垢
人中黄	甘中黄
升药	红升丹,黄升丹

正名	常见别名及俗名
百草霜	锅底灭
青黛	靛蓝,靛花
轻粉	贡粉,腻粉,银粉,扫盆,峭粉
铅丹	樟丹,黄丹,东丹,广丹,松丹,虢丹
铅粉	宫粉,官粉,杭粉,白粉,光粉,定粉
樟脑	潮脑,洋老,韶脑,樟冰
火硝	硝石,赤硝,焰硝,消石
银珠	头砂
硇砂	北庭砂,狄砂
胆矾	兰矾,石胆
水银	汞
商陆	商六,上六
大蓟	大吉

附录2　中药处方应付规定

处方用名	应付规定
白附子	付制白附子
何首乌	付制何首乌,写生付生
川乌	付制川乌,写乌头也付制川乌
草乌	付制草乌
附子	付制附子,写天雄也付制附子
当归	付全归,写身付身,写尾付尾,写制付制
白术	付麸炒白术,写生付生,写焦付焦,写土炒付土炒
于术	付白术(指浙江于潜产的白术为上等品)
苍术	付炒苍术,写生付生
茅苍术	付炒苍术(指茅山产的苍术炒后长出白毛)

续表

处方用名	应付规定
莪术	付醋炒莪术,写生付生
贝母	付浙贝母
白芍	付生白芍,写炒付炒,写焦付焦
赤白芍	如不写各多少,付生白芍(有白芍习赤之说)
杭白芍	有杭付杭,无杭付白芍
地黄	付生地
黄芪	付蜜炙的,写生付生
远志	付甘草制远志,写炙远志付蜜炙的
大芸	付制肉苁蓉,写生付生
香附	付醋香附,写生付生,写酒炒付酒炒
商陆	付制商陆,生的归毒品管理
人参	付红参,写力参付红参,写生晒参付白参
郁金	付醋制郁金,写生付生,写矾郁金付白矾制的
紫菀	付蜜炙的,写生付生
甘草	付蜜炙的,写生付生
白前草	付生的,写炙付炙
百部	付蜜炙的,写生付生
山药	付生的,写炒付麸炒的
南星	付制南星(生品归毒品)
延胡索	付醋制延胡索,写生付生,写酒付酒炒的
前胡	付生的,写炙付炙
骨碎补	付制的,写生付生
狼毒	付醋制的(生品归毒品)
半夏	付清半夏,写法付法制,写姜付姜制(生品归毒品)
狗脊	付砂烫的,一般不用生品
大黄	付生的,写制付制,写酒炒付酒炒,写炭付炭
姜黄	付片姜黄,写色姜黄付硬姜黄
巴戟天	付甘草水制的
茜草	付红茜草,写炭付炭
节菖蒲	付节菖蒲

续表

处方用名	应付规定
菖蒲	付石菖蒲,水菖蒲也付石菖蒲
石斛	付木石斛
金石斛	付细黄草
麻子仁	付火麻仁
牵牛子	付黑丑
山菊花	付野菊花
川朴	付姜制川朴
鱼鳔	付滑石粉烫鱼鳔胶珠,写生付生
玳瑁	付滑石粉烫的,写生付生
山豆根	付山豆根
桑寄生	付桑寄生
葛根	付粉葛根,写野葛根付柴葛根,写煨付煨的
泡参	付南沙参
升麻	付生的,写炙付蜜炙的
桑叶	付生的,写炙付炙的
爬山虎	付络石藤
红大戟	付醋制的
地榆	付地榆炭,写生付生
三棱	付醋炒的,写生付生
黄精	付黄酒制的,写生付生
牛膝	付怀牛膝
山慈菇	付毛慈菇,写光慈菇付光的
百合	付生的,写炙付炙
知母	付生的,写盐炒付盐知母
藕节	付生的,写炭付炭
黄连	付生的,写制付各种制的
黄芩	付生的,写酒炒付酒制的,写炭付炭
贯众	付生的,写炭付炭
五味子	付制的,写生付生
栀子	付炒的,写生付生,写焦付焦

续表

处方用名	应付规定
牛蒡子	付炒的,写生付生
沙苑子	付盐炒的,写生付生
胡芦巴	付盐炒的,写生付生
补骨脂	付盐炒的,写生付生
女贞子	付酒制的,写生付生
金樱子	付金樱子肉(去核的)
诃子	付诃子肉(去核的),写煨付煨的
石莲子	付甜石莲,写苦石莲付苦的
莲子	付莲子肉(去心的)
马钱子	付制马钱子粉,限剂量,凭处方(不售生品)
金铃子	付盐炒川楝子,付生品亦可
车前子	付盐炒的,写生付生
冬瓜子	付清炒的,写生付生
蔓荆子	付清炒的,写生付生
白芥子	付清炒的,写生付生
莱菔子	付清炒的,写生付生
苍耳子	付清炒去刺的(生品带小刺有毒)
苏子	付清炒的,写生付生
酸枣仁	付清炒的,写生付生,写焦付焦
杏仁	付去皮炒的,写生付生(生品有毒慎重)
桃仁	付去皮的,去皮炒亦可,写生付生
益智仁	付去皮盐炒的(一般不用带皮生品)
二丑	付清炒的,写生付生
山楂片	付清炒的,写生付生,写焦付焦
薏苡仁	付麸炒的,写生付生,写焦付焦
芡实	付麸炒的,写生付生
山萸肉	付酒制的,写生付生
王不留行	付炒爆的,写生付生
白扁豆	付清炒的,写生付生
槐角	付蜜炙的,写生付生

续表

处方用名	应付规定
枳壳	付麸炒的,写生付生,写焦付焦
枳实	付麸炒的,写生付生,写焦付焦
肉豆蔻	付煨的,写生付生
麦芽	付清炒的,写生付生,写焦付焦(回乳用炒的)
谷芽	付清炒的,写生付生,写焦付焦
稻芽	付清炒的,写生付生,写焦付焦
决明子	付清炒的,写生付生
马兜铃	付蜜炙的,写生付生
小茴香	付盐炒的,写生付生
橘核	付盐炒的,写生付生
荔枝核	付盐炒的,付生的亦可
吴茱萸	付甘草水制的(生品有小毒,一般不用)
胡麻仁	付黑芝麻
蒺藜	付盐炒的去刺的硬蒺藜,不用生品
青果	付干青果,写西付西青果(无干可用西代)
菟丝子	付水洗清炒的
草果	付草果(内服不用带皮的)
韭菜子	付生的,盐炒的亦可
石韦	付去毛切丝的
麻黄	付蜜炙的,写生付生
大蓟	付生的,写炭付炭
小蓟	付生的,写炭付炭
荆芥	付生的,写炭付炭
荆芥穗	付生的,写炭付炭
卷柏	付生的,写炭付炭
益母草	付生的,写炭付炭
淫羊藿	付羊尾油炒的,一般不用生的
槐米	付清炒的,写生付生,写焦付焦
槐花	付清炒的,写生付生,写炭付炭
款冬花	付蜜炙的,写生付生

处方用名	应付规定
旋覆花	付蜜炙的,写生付生
芫花	付醋制的,一般不用生品
菊花	付白菊花,写甘菊付甘白菊,写杭付杭,写贡菊付贡菊,如无可用菊花代替
蒲黄	付炒的,写炭付炭
莲蕊	付莲须
丁香	付公丁香,写母付母丁香
青皮	付醋炒的,写生付生
桑白皮	付蜜炙的,写生付生
椿皮	付麸炒的,写生付生,写炭付炭
棕边	付棕炭(一般不用生品)
杜仲	付炒断丝的炭,写生付生
米壳	付蜜炙罂粟壳,写醋付醋制,写生付生(凭处方)
厚朴	付姜制的
黄柏	付生的,写盐炒付盐炒的,写炭付炭
五加皮	付香加皮,写南五加亦可付焦加皮
肉桂	官桂,桂皮,亦可用企边桂代替
桂心	付高山紫油桂,亦可用企边桂代替
枇杷叶	付蜜炙的,写生付生
侧柏叶	付炭,写生付生
艾叶	内服药付炭,外洗药付生
桑叶	付生的,写炭付炭
大血藤	付木红藤,写草付草红藤
乳香	付醋炒的,写生付生
没药	付醋炒的,写生付生
干漆	付干漆炭,不用生的,生品有毒不可内服
瓦楞子	付煅的,写生付生
穿山甲	付制的,写生付生
鳖甲	付制的,写生付生
龟甲	付制的,写生付生
鸡内金	付醋炒的,写生付生,写焦付焦

续表

处方用名	应付规定
刺猬皮	付滑石粉烫的
蛤壳	付煅的,写生付生
石决明	付生的,写煅付煅
紫贝齿	付生的,写煅付煅
白贝齿	付生的,写煅付煅
血余	付炭
象皮	付滑石粉烫的,写生付生
珍珠	付珍珠粉,内服不用整个的
僵蚕	付麸炒的,写生付生
五灵脂	付醋炒的,写生付生,写灵之付五灵脂
灵芝	付木灵芝
地龙	付酒炙的,写生付生
牡蛎	付煅的,写生付生
乌梢蛇	付酒炒的,写生付生
蕲蛇	付酒炒的,写生付生
蛇蜕	付酒炒的,写生付生
水蛭	付滑石粉炒的,写生付生
海螵蛸	付生的,写炒付炒
桑螵蛸	付笼蒸熟的
五谷虫	付麸炒的
珍珠母	付煅的,写生付生
海蛤粉	付煅的,写生付生
蜂房	付生的,写炒付炒,写炙付蜜炙的
蝉蜕	付生的,写炒付炒
龙骨	付煅的,写生付生
龙齿	付煅的,写生付生
磁石	付煅的,写生付生
禹余粮	付煅的,写生付生
金礞石	付煅的,写生付生
青礞石	付煅的,写生付生

处方用名	应付规定
蛇含石	付生的,写煅付煅
炉甘石	付煅的,写生付生
阳起石	付煅的,写生付生
阴起石	付煅的,写生付生
花蕊石	付煅的,写生付生
鹅管石	付生的,写煅付煅
钟乳石	付生的,写煅付煅
赭石	付煅的,写生付生
海浮石	付生的,写煅付煅
寒水石	付煅的,写生付生
紫硇砂	付提净的,写生付生
朱砂	付水飞粉,写块付块
云母石	付银精石
紫石英	付煅的,写生付生
白石英	付煅的,写生付生
琥珀	付细粉,写块付块
赤石脂	付煅的,写生付生
白石脂	付煅的,写生付生
自然铜	付煅的,写生付生
石膏	付生的,写煅付煅
人中白	付煅的,写生付生
神曲	付炒的,写生付生,写焦付焦
芒硝	付提净的,一般不用生品,有黑者伤人,赤者杀人之说
仙茅	付酒炒的,付生品亦可
常山	付酒炒的,写生付生
防风	付生的,写炒付清炒的
阿胶	付生的,写珠付珠
血屯	付鸡血藤
南五加	付香五加,不能付刺五加
金精石	付生的,写煅付煅

处方用名	应付规定
银精石	付生的,写煅付煅
玄精石	付生的,写煅付煅
葶苈子	付炒的,付生亦可
瓜蒌子	付蜜炙的,写生付生

　　说明:上述规定的 227 种,是调配中应注意的应付规定,是容易调配混淆的品种。

　　其他未引品种,一般均付原生切制和净选的饮片,如要求炮制,应遵照处方要求炮制,如防风,应付防风片,处方中写炒防风应付清炒防风(应临方炮制)。

　　做好临方炮制,这是调配人员应严格遵循的,绝不能以生代制或生制不分。

附录 3　饮片小票药性编纂

品名	性味	功能
麻黄	辛、微苦,温	发汗散寒,利水消肿
蜜炙麻黄	辛,温	宣肺止咳
桂枝	辛、甘,温	发汗解肌,温经止痛
紫苏	辛,温	散寒解表,健胃止呕
紫苏叶	辛,温	解表散寒,行气和胃
紫苏梗	辛,温	理气宽中,止疼,安胎
荆芥	辛,微温	解表散风,透疹
荆芥炭	辛、涩,微温	收涩止血
荆芥穗	辛,微温	解表散风,透疹
荆芥穗炭	辛、涩,微温	收涩止血
防风	辛、甘,温	解表祛风,胜湿,止痉
羌活	辛、苦,温	散寒,祛风,除湿,止痛
细辛	辛,温	祛风散寒,通窍止痛
白芷	辛,温	散风除湿,通窍止痛
藁本	辛,温	祛风散寒,除湿,止痛
苍耳子	辛、苦,温	散风除湿,通鼻窍

续表

品名	性味	功能
辛夷	辛,温	散风寒,通鼻窍
樱桃核	辛,温	透疹,解毒
薄荷	辛,凉	宣散风热,清利头目
牛蒡子	辛、苦,寒	疏散风热,解毒利咽
桑叶	甘、苦,寒	疏散风热,清肝明目
菊花	甘、苦,微寒	散风清热,平肝明目
炙桑叶	甘、微苦,微寒	清肺润燥,止咳
野菊花	苦、辛,微寒	清热解毒
蔓荆子	辛、苦,微寒	疏散风热,清利头目
葛根	甘、辛,凉	解肌退热,生津止渴
葛花	甘,平	解酒毒,醒胃止渴
柴胡	苦,微寒	和解表里,疏肝解郁
醋柴胡	微苦,微寒	疏肝止痛
升麻	辛、微甘,微寒	发表透疹,清热解毒
蝉蜕	甘,寒	散风除热,利咽,解痉
浮萍	辛,寒	宣散风热,透疹,利尿
西河柳	甘、辛,平	散风解表,透疹
淡豆豉	苦、辛,凉	解表除烦,宣发郁热
生石膏	辛、甘,大寒	清热降火,除烦止渴
煅石膏	辛、甘,微寒	生肌敛疮
寒水石	辛、咸,寒	清热降火,利窍,消肿
知母	苦、甘,寒	清热泻火,生津润燥
盐知母	苦、咸,微寒	滋阴退蒸
栀子	苦,寒	泻火除烦,凉血解毒
焦栀子	微苦,微寒	凉血止血
天花粉	甘、微苦,微寒	清热生津,消肿排脓
芦根	甘,寒	清热生津,除烦,利尿
莲子心	苦,寒	清心安神,降血压
苦丁茶	苦、甘,大寒	散风热,清头目,除烦渴
夏枯草	辛、苦,寒	清火,明目,散结,消肿
决明子	甘、苦、咸,微寒	清热明目,润肠通便
青葙子	苦,微寒	清肝明目,退翳
密蒙花	甘,微寒	清热养肝,明目退翳
谷精草	辛、甘,平	疏散风热,明目退翳

续表

品名	性味	功能
木贼草	甘、苦,平	散风热,退目翳
夜明砂	辛,寒	清热明目,散血消积
水红花子	咸,微寒	散血消癥,消积止痛
生地黄	甘,寒	清热凉血,养阴,生津
生地黄炭	苦、涩,微寒	凉血止血
牡丹皮	苦、辛,微寒	清热凉血,活血化瘀
赤芍	苦,微寒	清热凉血,散瘀止痛
紫草	甘、咸,寒	凉血活血,解毒透疹
白头翁	苦,寒	清热解毒,凉血止痢
白茅根	甘,寒	凉血止血,清热利尿
丝瓜络	甘,平	通络,活血,祛风
黄芩	苦,寒	清热泻火,燥湿,安胎
酒黄芩	苦,微寒	清上焦热
黄芩炭	苦、涩,微寒	止血
黄连	苦,寒	清热泻火,燥湿,止痢
酒黄连	苦,微寒	清上焦热
姜黄连	辛、苦,微寒	清胃,和胃,止呕
萸黄连	辛、苦,微寒	疏肝,和胃,止呕
黄连炭	苦、涩,微寒	止血,血热止衄
黄柏	苦,寒	清热燥湿,解毒疗疮
盐黄柏	咸、苦,微寒	滋阴降火
酒黄柏	苦,微寒	清上焦湿热
黄柏炭	苦、涩,微寒	止血
龙胆	苦,寒	清热燥湿,泻肝胆火
苦参	苦,寒	清热燥湿,杀虫止痒
白鲜皮	苦,寒	清热燥湿,祛风止痒
秦皮	苦、涩,寒	燥湿止痢,清肝明目
金银花	甘,寒	清热解毒,凉散风热
金银花炭	甘、涩,微寒	止血,止痢
忍冬藤	甘,寒	清热解毒,疏风通络
连翘	苦,微寒	清热解毒,消肿散结
苦地丁	辛、苦,寒	清热解毒,疗疮痈肿
蒲公英	苦、甘,寒	清热解毒,消肿散结
败酱草	辛、苦,微寒	清热解毒,消痈排脓

品名	性味	功能
鱼腥草	辛,微寒	清热毒,消痈肿,利尿通淋
大青叶	苦,寒	清热解毒,凉血消斑
板蓝根	苦,寒	清热解毒,凉血利咽
红藤	苦,平	活血通经,祛风除湿
草红藤	苦,平	清热解毒,消痈散结
射干	苦,寒	清热解毒,消痰,利咽
马勃	辛,平	清肺利咽,收敛止血
锦灯笼	苦、酸,寒	清热解毒,利咽,化痰
北豆根	苦,寒	清热解毒,利咽消肿
青果	甘、酸,平	清肺利咽
西青果	酸、苦,微寒	清热,利咽,生津
金果榄	苦,寒	清热解毒,利咽,止痛
白蔹	苦,微寒	清热解毒,消痈散结
漏芦	苦,寒	清热解毒,消痈,下乳
贯众	苦,微寒	清热解毒,驱虫,消积
贯众炭	苦、涩,微寒	止血
土茯苓	甘、淡,平	除湿,解毒,通利关节
重楼	苦,微寒	清热解毒,消肿止痛
拳参	苦、涩,微寒	清热解毒,消肿止血
马齿苋	酸,寒	清热解毒,凉血止血
半边莲	辛,平	清热解毒,利尿消肿
半枝莲	辛、苦,寒	清热解毒,化瘀利尿
翻白草	甘、微苦,平	清热解毒,止血消肿
穿心莲	苦,寒	清热解毒,凉血消肿
无花果	甘、酸,平	清热解毒,止泻止痢
鬼针草	苦,微寒	清热解毒,活血消肿
青蒿	苦、辛,寒	清热解暑,除蒸,截疟
罗勒	辛,温	疏风行气,活血解毒
杠板归	酸、苦,微寒	清热解毒,利水消肿
白薇	苦、咸,寒	清热解毒,利尿通淋
银柴胡	甘,微寒	清虚热,除疳热
地骨皮	甘,寒	凉血除蒸,清肺降火
胡黄连	苦,寒	清湿热,除骨蒸,消疳热
功劳叶	微苦,凉	滋肺阴,退虚热,补肾强腰

续表

品名	性味	功能
萹草	苦、甘,寒	清热解毒,利尿通淋
香薷	辛,微温	发汗解表,和中利湿
佩兰	辛,平	发表解暑,醒脾开胃
藿香	辛,温	祛暑解表,化湿和胃
白扁豆	甘,微温	健脾化湿,和中消暑
白扁豆衣	甘,微温	健脾化湿,和中消暑
白扁豆花	苦,平	消暑,化湿,和中
荷叶	苦,平	清热解暑,升清醒脾
荷叶炭	苦、涩,平	收涩,化瘀,止血
独活	辛、苦,微温	祛风除湿,通痹止痛
秦艽	辛、苦,平	祛风湿,清湿热,止痹痛
苍术	辛、苦,温	燥湿健脾,祛风散寒
木瓜	酸,温	平肝舒筋,和胃化湿
威灵仙	辛、咸,温	祛风除湿,通络止痛
桑枝	微苦,平	祛风湿,利关节
槲寄生	苦,平	祛风湿,补肝肾,强筋骨,安胎
香加皮	辛、苦,温	祛风湿,强筋骨
海桐皮	苦,平	祛风除湿,通络止痛
地枫皮	微辛、涩,温	祛风除湿,行气止痛
老鹳草	辛、苦,平	祛风湿,通经络
伸筋草	微苦、辛,温	祛风除湿,舒筋通络
透骨草	辛、苦,温	散风祛湿,解毒,止痛
豨莶草	辛、苦,寒	祛风湿,利关节,解毒
丁公藤	辛,温	祛风除湿,消肿止痛
天仙藤	苦,温	行气活血,利水消肿
石楠藤	辛、甘,温	祛风止痛,强壮筋骨
青风藤	苦、辛,平	祛风湿,通经络,利小便
油松节	苦,温	祛风湿,止痛
络石藤	苦,微寒	祛风通络,凉血消肿
千年健	苦、辛,温	祛风湿,健筋骨
蚕沙	甘、辛,温	祛风除湿,活血定痛
白花蛇	甘、咸,平	祛风通络,定痉止痛
乌梢蛇	甘,平	祛风通络,定痉止痛
蕲蛇	甘、咸,温	祛风通络,定痉止痛

续表

品名	性味	功能
臭梧桐	苦、甘,平	祛风除湿,平肝降压
凤仙草	辛、苦,平	祛风除湿,活血通络
徐长卿	辛,温	祛风化湿,止痛止痒
虎杖	微苦,微寒	祛风利湿,清热解毒,散瘀定痛
穿山龙	苦,平	舒筋通络,活血定痛
照山白	酸、辛,温	祛风,通络,止痛
寻骨风	辛、苦,平	祛风,活络,止痛
附子	辛、甘,大热	回阳救逆,祛寒止痛
制川乌	辛、苦,热	祛风除湿,温经止痛
制草乌	辛、苦,热	祛风除湿,温经止痛
干姜	辛,热	温中散寒,燥湿消痰
炮干姜	辛、苦,热	温中散寒,温经止血
肉桂	辛、甘,大热	温中补阳,散寒止痛
吴茱萸	辛、苦,热	散寒止痛,降逆止呕,助阳止泻
高良姜	辛,热	温胃散寒,温中止呕
红豆蔻	辛,温	燥湿散寒,醒脾消食
八角茴香	辛,温	温阳散寒,理气止痛
小茴香	辛,温	散寒止痛,理气和胃
丁香	辛,温	温中降逆,补肾助阳
母丁香	辛,温	温中,散寒
草果	辛,温	燥湿温中,除痰截疟
川椒	辛,温	散寒燥湿,解毒驱虫
白胡椒	辛,热	温中散寒,行气止痛
黑胡椒	辛,热	温中散寒,行气止痛
花椒	辛,温	温中止痛,杀虫止痒
荜茇	辛,热	温中散寒,下气止痛
荜澄茄	辛,温	温中散寒,行气止痛
艾叶	辛、苦,温	散寒止痛,除湿去痒
艾叶炭	辛、苦,温	温经止血
大黄	苦,寒	清肠通便,逐瘀通络
酒大黄	苦,寒	善清上焦血分热毒
炙大黄	苦,微寒	泻下力缓,泻火解毒
大黄炭	苦、涩,寒	凉血,化瘀,止血
醋大黄	苦、酸,寒	消积化瘀

品名	性味	功能
元明粉	咸、苦,寒	泻热通便,清火消肿,润燥软坚
提芒硝	咸、苦,寒	泻热通便,润燥软坚,清火消肿
番泻叶	甘、苦,寒	泻热行滞,通便,利水
芦荟	苦,寒	清热通便,杀虫疗疳
制甘遂	苦,寒	泻火逐饮,消肿散结
制红大戟	苦,寒	泻火逐饮,消肿散结
制芫花	苦、辛,温	泻火逐饮,解毒杀虫
牵牛子	苦,寒	泻水通便,杀虫消积
制商陆	苦,寒	逐水消肿,解毒散结
猫眼草	辛、苦,微寒	行气,消痰,杀虫,解毒
火麻仁	甘,平	润肠通便
郁李仁	辛、苦,平	润燥滑肠,下气利水
茯苓	甘、淡,平	利水渗湿,健脾宁心
赤茯苓	甘、淡,平	渗利湿热
茯苓皮	甘,平	利水消肿
猪苓	甘、淡,平	利水渗湿
泽泻	甘,寒	利水便,清湿热
车前子	甘,寒	清热利尿,清肝明目
车前草	甘,寒	清热利尿,凉血,解毒
防己	苦,寒	利水消肿,祛风止痛
薏苡仁	甘、淡,凉	健脾渗湿,清热排脓
冬瓜皮	甘,微寒	清热利尿,消肿
冬瓜子	甘,凉	清热化痰,消痈利水
赤小豆	甘、酸,平	利水消肿,解毒排脓
椒目	苦,寒	行水消胀,平喘
玉米须	甘,平	利尿消肿,清热利胆
葫芦	甘,平	利水消肿
鸭跖草	甘、淡,寒	清热解毒,利水消肿
萹蓄	苦,微寒	利水通淋,杀虫,止痒
瞿麦	苦,寒	利尿通淋,破血通经
川木通	淡、苦,寒	清热利水,通经下气
通草	甘、淡,寒	清热利水,通气下乳
灯心草	甘、淡,微寒	清心火,利小便
淡竹叶	甘、淡,微寒	利尿通淋,清心除烦

续表

品名	性味	功能
地肤子	辛、苦,寒	清热利湿,祛风止痒
冬葵子	苦,平	清热利湿,解毒,退翳
石苇	甘、苦,微寒	利尿通淋,清热止血
海金沙	甘、咸,寒	清利湿热,通淋止痛
海金沙藤	甘,寒	清热解毒,利尿通淋
萆薢	苦,平	利湿祛浊,祛风除痹
滑石粉	甘、淡,寒	利尿通淋,清热解暑
糠谷老	咸,微寒	清湿热,利小便,止痢
金钱草	甘、咸,微寒	清利湿热,通淋,消肿,排石
茵陈	苦、辛,微寒	清湿热,退黄疸
田基黄	苦、辛,平	清利湿热,散瘀消肿
龙齿	甘、涩,凉	镇惊安神
龙骨	涩、甘,平	镇心安神,平肝潜阳
牡蛎	咸,微寒	重镇安神,软坚散结
煅牡蛎	咸、涩,微寒	收敛固脱
煅龙骨	涩、甘,平	收敛固脱,止血,敛疮
朱砂	甘,微寒	清心镇惊,安神解毒
琥珀	甘,平	镇惊安神,利尿通淋
紫石英	甘,温	镇心安神,温肺,暖宫
铁落花	酸、辛,平	平肝镇惊
珍珠	甘、咸,寒	安神定惊,明目退翳,解毒生肌
珍珠母	咸,寒	平肝潜阳,定惊明目
酸枣仁	甘、酸,平	补肝,宁心,敛汗,生津
柏子仁	甘,平	养心安神,止汗,润肠
远志	苦、辛,温	安神益智,祛痰,消肿
合欢皮	甘,平	解郁安神,活血,消肿
合欢花	甘,平	解郁安神
首乌藤	甘,平	养血安神,祛风通络
天麻	甘,平	平肝息风止痉
钩藤	甘,凉	清热平肝,息风定惊
蒺藜	辛、苦,温	平肝解郁,活血祛风,明目止痒
赭石	苦,寒	平肝潜阳,镇逆降气
煅赭石	苦、涩,寒	敛血止血
石决明	咸,寒	平肝潜阳,清肝明目

续表

品名	性味	功能
羚羊角粉	咸,寒	平肝息风,清肝明目,凉血解毒
玳瑁	甘,寒	镇心,平肝,清热解毒
地龙	咸,寒	清热定惊,通络,平喘,利尿
僵蚕	咸、辛,平	祛风定惊,化痰散结
全蝎	辛,温	息风镇惊,攻毒散结,通络止痛
蜈蚣	辛,温	息风镇惊,攻毒散结,通络止痛
猪毛菜	咸,寒	平肝降压
牛黄	苦,凉	清心豁痰,开窍,息风,解毒
麝香	辛,温	开窍醒神,活血通经,消肿止痛
冰片	辛、苦,微寒	开窍醒神,清热止痛
苏合香	辛,温	开窍,辟秽,止痛
安息香	辛、苦,平	开窍清神,行气活血,止痛
枫香脂	辛、苦,平	活血止痛,解毒生肌,凉血
九节菖蒲	辛,温	开窍化痰,化湿和中
鹅不食草	辛,温	通鼻窍,止咳
炒苦杏仁	苦,微温	降气止咳平喘,润肠通便
甜杏仁	甘,平	润肺下气,止咳化痰
桔梗	苦、辛,平	宣肺,利咽,祛痰,排脓
白前	辛、苦,微温	降气,消痰,止咳
炙白前	辛、苦,微温	润肺止咳
百部	甘、苦,微温	润肺止咳,灭虱杀虫
炙百部	甘、苦,微温	润肺止咳
紫菀	辛、苦,温	润肺下气,消痰止咳
炙紫菀	辛、苦,温	润肺化痰
款冬花	辛、微苦,温	润肺下气,止咳化痰
炙款冬花	辛、微苦,温	润肺止咳
桑白皮	甘,寒	泻肺平喘,利水消肿
炙桑白皮	甘,寒	止咳平喘
枇杷叶	甘,微寒	清肺止咳,降逆止呕
炙枇杷叶	苦,微寒	润肺止咳
白果	甘、苦、涩,平	敛肺定喘,止带浊,缩小便
银杏叶	甘、苦、涩,平	敛肺平喘,活血化瘀,止痛
紫苏子	辛,温	降气消痰,平喘,润肠
葶苈子	辛、苦,寒	泻肺平喘,行水消肿

续表

品名	性味	功能
马兜铃	苦,微寒	清肺降气,止咳平喘,清肠消痔
炙马兜铃	苦,微寒	润肺止咳
前胡	苦,辛,微寒	散风清热,降气化痰
炙前胡	苦,辛,微寒	止咳化痰
川贝母	苦,甘,微寒	清热润肺,止咳化痰
浙贝母	苦,寒	清热散结,化痰止咳
土贝母	苦,微寒	散结,消肿,解毒
瓜蒌	甘,微苦,寒	清热涤痰,宽胸散结,润燥滑肠
瓜蒌子	甘,寒	润肺化痰,滑肠通便
瓜蒌皮	甘,寒	清化热痰,利气宽中
竹茹	甘,微寒	清热化痰,除烦止呕
炒枳壳	苦,辛、酸,温	理气宽中,行滞消胀
炒枳实	苦,辛、酸,温	破气消积,化痰散痞
厚朴	苦,辛,温	燥湿消痰,下气除满
厚朴花	苦,微温	理气化湿,健胃止痛
代代花	甘,微苦,平	理气宽胸,开胃止呕
柿蒂	苦,涩,平	降气止呃
砂仁	辛,温	化湿开胃,理气安胎
砂仁壳	辛,温	开胃宽中,行气止痛
白豆蔻	辛,温	化湿消痞,行气温中
紫豆蔻	辛,温	开胃消食,行气止痛
川楝子	苦,寒	疏肝行气,止痛,驱虫,疗疝
薤白	辛、苦,温	通阳散结,行气导滞
大腹皮	辛,微温	下气宽中,利尿消肿
香橼	辛、苦、酸,温	疏肝理气,宽中,化痰
佛手	辛、苦、酸,温	疏肝理气,和胃止痛
沉香	辛、苦,微温	行气止痛,温中止呕,纳气平喘
檀香	辛,温	行气温中,开胃止痛
荔枝核	甘,微苦,温	行气散结,祛寒止痛
玫瑰花	甘,微苦,温	行气解郁,和血,止痛
路路通	苦,平	祛风通络,利水通经
川芎	辛,温	活血行气,祛风止痛
丹参	苦,微寒	祛瘀止痛,活血通经
桃仁	苦,甘,平	活血祛瘀,润肠通便

品名	性味	功能
西红花	甘,平	活血化瘀,凉血解毒
红花	辛,温	活血通经,散瘀止痛
益母草	苦、辛,微寒	活血调经,利尿消肿
泽兰	苦、辛,微温	活血化瘀,行水消肿
茺蔚子	辛、苦,微寒	活血调经,清肝明目
醋三棱	辛、苦,平	破血行气,消积止痛
莪术	辛、苦,温	行气破血,消积止痛
郁金	辛、苦,寒	行气化瘀,清心解郁,利胆退黄
天竺黄	甘,寒	清热豁痰,凉心定惊
海浮石	咸,寒	清热化痰,软坚通淋
瓦楞子	咸,平	消痰化瘀,软坚散结
煅瓦楞子	咸,平	制酸止痛
蛤壳	苦、咸,寒	清热化痰,软坚散结
煅蛤壳	苦、咸,寒	制酸止痛
昆布	咸,寒	软坚散结,消痰,利水
海藻	苦、咸,寒	软坚散结,消痰,利水
青礞石	甘、咸,平	坠痰下气,平肝镇惊
金精石	咸,寒	镇惊安神,明目祛翳
清半夏	辛,温	燥湿化痰,降逆止呕
姜半夏	辛,温	降逆止呕
法半夏	辛,温	燥湿化痰
半夏曲	辛、甘,温	降逆止呕,消食化痰
制天南星	苦、辛,温	燥湿化痰,祛风止痉,散结消肿
胆南星	苦,凉	清热化痰,息风定惊
制白附子	辛,温	祛风痰,定惊搐,解毒,散结止痛
白芥子	辛,温	温肺豁痰利气,散结通络止痛
猪牙皂	辛、咸,温	去痰开窍,散结消肿
钟乳石	甘,温	温肺,助阳,平喘,制酸,通乳
制香附	辛、微苦,平	行气解郁,调经止痛
香附炭	苦、涩,平	止血
酒香附	辛、苦,平	行经络,胸胁胀痛
广木香	辛、苦,温	行气止痛,健脾消食
煨木香	辛、苦,温	涩肠止泻
川木香	辛、苦,温	行气止痛

续表

品名	性味	功能
青木香	辛、苦,寒	平肝止痛,解毒消肿
乌药	辛,温	顺气止痛,温肾散寒
陈皮	苦、辛,温	理气健脾,燥湿化痰
陈皮炭	苦、涩,温	止血
橘红	辛、苦,温	散寒,燥湿,利气,消痰
橘络	甘、苦,平	通经络,宣滞气,行气化痰
橘核	苦,平	理气,散结,止痛
橘叶	苦、辛,平	舒肝,行气,化痰,消肿毒
炒青皮	苦、辛,温	舒肝破气,消积化滞
片姜黄	辛、苦,温	破血行气,通经止痛
延胡索	辛、苦,温	活血,利气,止痛
五灵脂	咸、甘,温	活血化瘀,行血止痛
干漆炭	辛,温	破瘀,消积,杀虫
没药	苦,平	活血止痛,消肿生肌
乳香	辛、苦,温	活血止痛,消肿生肌
苏木	甘、咸,平	行气祛瘀,消肿止痛
降香	辛,温	行气活血,止痛,止血
川牛膝	甘、微苦,平	逐瘀通络,通利关节,利尿通淋
牛膝	苦、酸,平	补肝肾,强筋骨,逐瘀通经
炮穿山甲	咸,微寒	通经下乳,消肿排脓,搜风通络
皂角刺	辛,温	消肿托毒,排脓,杀虫
鸡血藤	苦、甘,温	补血,活血,通络
王不留行	苦,平	活血通经,下乳消肿
马鞭草	苦,凉	活血散瘀,利水消肿
刘寄奴	苦,温	清利湿热,凉血祛瘀
月季花	甘,温	活血调经
凤仙花	甘、微苦,温	祛风,活血,消肿,止痛
急性子	微苦、辛,温	破血软坚,消积散结
毛冬青	甘、苦,微温	活血祛瘀,清热解毒
煅自然铜	辛,平	散瘀,接骨,止痛
甜瓜子	甘,寒	活血化瘀,清热,排脓
土元	咸,寒	破血逐瘀,续筋接骨
制水蛭	咸、苦,平	破血,逐瘀,通经
虻虫	苦,凉	破血通经,逐瘀消癥

续表

品名	性味	功能
蒲黄	甘,平	行血消瘀,通淋
蒲黄炭	甘、涩,平	止血
仙鹤草	苦、涩,平	收敛止血,截疟,止痢
白及	苦、甘、涩,微寒	收敛止血,消肿生肌
藕节	甘、涩,平	止血消瘀
藕节炭	甘、涩,平	收敛止血
伏龙肝	辛,温	收敛止血,温中止呕
三七	甘、微苦,温	散瘀止血,消肿定痛
血余炭	苦,平	止血化瘀
红茜草	苦,寒	凉血,祛瘀,通经
大蓟	甘、苦,凉	凉血,止血,消肿祛瘀
大蓟炭	苦、涩,凉	止血
小蓟	甘、苦,凉	凉血止血,祛瘀消肿
小蓟炭	苦、涩,凉	止血
花蕊石	酸、涩,平	化瘀止血
侧柏叶	苦,寒	凉血止血,生发乌发
侧柏炭	苦、涩,寒	收敛止血
卷柏	辛,平	活血通络
地榆	苦、酸,微寒	凉血止血,解毒敛疮
地榆炭	苦、涩,微寒	止血
槐角	苦,寒	清热凉血,清肝明目
槐角炭	苦、涩,寒	凉血止血
槐米	苦,微寒	凉血降压,清肝泻火
槐米炭	苦、涩,微寒	止血
槐花	苦,微寒	凉血止血,清肝泻火
槐花炭	苦、涩,微寒	止血
苎麻根	甘,寒	止血安胎,清热解毒
鸡冠花	甘,凉	清热收敛,止血止带
羊蹄根	苦、涩,寒	凉血止血,清利湿热
地锦草	辛,平	清热解毒,凉血止血
铁苋菜	苦、涩,凉	凉血止血,清热解毒
紫珠草	辛、苦,平	清热解毒,止血消肿
人参	甘、微苦,平	大补元气,补脾益肺,生津安神
党参	甘,平	补中益气,补脾益肺,养血生津

品名	性味	功能
太子参	甘、微苦,平	益气健脾,生津润肺
明党参	甘、微苦,微寒	润肺化痰,养阴和胃
黄芪	甘,温	补气升阳,固表止汗
山药	甘,平	生津益肺,补肾固精
炒山药	甘,平	补脾健胃
白术	苦、甘,温	补脾益气,燥湿利水,止汗,安胎
焦白术	苦、甘,温	健脾和胃
土炒白术	苦、甘,温	健脾,止泻,安胎
生白术	苦、甘,温	利水消肿,固表止汗
甘草	甘,平	清热解毒,调和诸药
炙甘草	甘,平	补中益气
大枣	甘,微温	补脾养心,缓和药性
鹿茸	甘、咸,温	补肾阳,益精血,强筋骨
鹿胎	甘、咸,温	温肾壮阳,补虚生精
鹿筋	淡、咸,温	补肝肾,强筋骨,祛风湿
鹿鞭	甘、咸,温	补肾壮阳
鹿尾	甘、咸,温	温肾益精
鹿角霜	咸,温	温肾助阳,收敛止血
鹿角	咸,温	温肾阳,强筋骨,行血,消肿
鹿角胶	甘、咸,温	温补肝肾,益精养血
鳖甲胶	咸,微寒	滋阴退蒸,软坚散结
海龙胶	甘、微咸,温	温肾养血,填精补髓
黄明胶	甘,平	滋阴润燥,养血止血
柿霜	甘,凉	清热生津,润肺止咳
阿胶	甘,平	补血滋阴,润燥止血
阿胶珠	甘,平	补血滋阴,润燥止血,便宜煎药
龟甲胶	咸、甘,凉	滋阴,养血,凉血
百草霜	苦、辛,温	收敛止血,解毒
狗鞭	咸,温	益肾壮阳
蛤蚧	咸,平	补肺益肾,纳气定喘,助阳益精
紫河车	甘、咸,温	温肾益精,益气养血
冬虫夏草	甘,平	补肺益肾,止血化痰
九香虫	咸,温	理气止痛,温中助阳
制巴戟天	甘、辛,微温	补肾阳,强筋骨,祛风湿

续表

品名	性味	功能
淫羊藿	辛、甘,温	补肾阳,强筋骨,祛风湿
仙茅	辛,热	补肾阳,强筋骨,祛寒湿
肉苁蓉	甘、咸,温	补肾阳,益精血,润肠通便
锁阳	甘,温	补肾阳,益精血,润肠通便
补骨脂	辛、苦,温	温肾助阳,纳气止泻
益智仁	辛,温	温脾止泻,固精缩尿
狗脊	苦、甘,温	补肝肾,强腰脊,祛风湿
杜仲	甘,温	补肝肾,强筋骨,安胎,降压
杜仲炭	甘,温	补肝肾,强筋骨,固精安胎
续断	苦、辛,微温	补肝肾,强筋骨,续折伤,止崩漏
骨碎补	苦,温	补肾强骨,续伤止痛
沙苑子	甘,温	温补肝肾,固精,缩尿,明目
胡芦巴	苦,温	温肾,祛寒,止痛
韭菜子	辛、甘,温	温补肝肾,壮阳固精
菟丝子	甘,温	滋补肝肾,固精缩尿,安胎,明目
蛇床子	辛、苦,温	温肾壮阳,祛风,杀虫
鹿衔草	甘、苦,温	祛风湿,强筋骨,止血
阳起石	咸,微温	温肾壮阳
熟地黄	甘,微温	滋阴补血,益精填髓
生何首乌	苦、甘、涩,温	解毒,消痈,润肠通便
制何首乌	苦、甘、涩,温	补肝肾,益精血,乌须发,强筋骨
白首乌	甘、微苦,平	补肝肾,强筋骨,益精血
全当归	甘、辛,温	补血活血,调经止痛,润肠通便
当归身	甘、辛,温	补血调经,润肠通便
当归尾	甘、辛,温	活血调经,润肠通便
酒当归	甘、辛,温	活血调经
当归炭	甘、辛、涩,温	活血止血
白芍	苦、酸,微寒	平肝止痛,养血调经,敛阴止汗
炒白芍	苦、酸,微寒	柔肝和脾止痛
酒白芍	苦、酸,微寒	胁痛,腹痛,调经止痛
龙眼肉	甘,温	补益心脾,养血安神
桑椹子	甘、酸,寒	补血滋阴,生津润燥
皂矾	酸,凉	解毒润燥,杀虫,补血
北沙参	甘、微苦,微寒	养阴清肺,益胃生津

续表

品名	性味	功能
南沙参	甘,微寒	养阴清肺,化痰,益气
天冬	甘、苦,寒	润肺滋肾,养阴生津
麦冬	甘、微苦,微寒	养阴生津,润肺清心
玄参	苦、咸,微寒	凉血滋阴,降火解毒
石斛	甘,微寒	益胃生津,滋阴清热
霍石斛	甘,微寒	养胃生津,益肾滋阴
制黄精	甘,平	补气养阴,健脾,润肺,益肾
玉竹	甘,微寒	养阴润燥,生津止渴
百合	甘,寒	养阴润肺,清心安神
炙百合	甘,微寒	阴虚燥咳
枸杞子	甘,平	滋补肝肾,益精明目
制女贞子	甘、苦,凉	滋补肝肾,明目乌发
墨旱莲	甘、酸,寒	滋补肝肾,凉血止血
黑芝麻	甘,平	补肝肾,益精血,润肠燥
亚麻子	甘,平	润燥,祛风,止痒
黑大豆	甘,平	补阴利水,疗风痉,解诸毒
稆豆衣	甘,平	养血疏风,除热止汗
绿豆衣	甘,寒	清热解毒,消肿
龟甲	咸、甘,微寒	滋阴潜阳,益肾强骨,养血补心
鳖甲	咸,微寒	滋阴潜阳,软坚散结,退热除蒸
山茱萸	酸、涩,微温	补益肝肾,涩精固脱
覆盆子	甘、酸,温	益肾,固精,缩尿
桑螵蛸	甘、咸,平	益肾固精,缩尿,止泻
金樱子肉	酸、甘、涩,平	固精缩尿,涩肠止泻
五味子	酸、甘,温	收敛固涩,益气生津,补肾宁心
五倍子	酸、咸,寒	敛肺降火,敛泻止血
乌梅	酸、涩,平	敛肺,涩肠,生津,安蛔
乌梅炭	酸、涩,平	固下止血
诃子肉	苦、酸、涩,平	涩肠敛肺,降火,利咽
肉豆蔻	辛,温	温中行气,涩肠止泻
莲子肉	甘、涩,平	补脾止泻,益肾涩精
石莲子	甘、涩,平	清心开胃
莲须	甘、涩,平	固肾涩精
莲房	苦、涩,温	化瘀止血

续表

品名	性味	功能
莲房炭	苦、涩,温	收敛止血
芡实	甘、涩,平	益肾固精,补脾止泻,祛湿止带
炙米壳	酸、涩,平	敛肺止咳,涩肠止泻
煅赤石脂	甘、酸、涩,温	涩肠,止血,生肌敛疮
煅白石脂	甘、酸,平	涩肠止泻
禹余粮	甘、涩,微寒	涩肠止泻,收敛止血
椿皮	苦、涩,寒	清热燥湿,收涩止带,止泻,止血
椿皮炭	苦、涩,微寒	固下止血
石榴皮	酸、涩,温	涩肠止泻,杀虫,止血
海螵蛸	咸、涩,温	收敛止血,涩精止血,制酸,敛疮
刺猬皮	苦,平	止血,行瘀,止痛,固精,缩尿
麻黄根	甘,平	止汗
浮小麦	甘,凉	益气,除热,止汗
山楂片	酸、甘,微温	消食健胃,行气散淤
炒山楂片	酸、甘,微温	消食健胃,行气散淤
焦山楂片	酸、甘,微温	消食化积,止泻痢
山楂核	甘、酸,平	下气消胀,软坚散结
炒神曲	甘、辛,温	健脾和胃,消食调中
焦神曲	甘、辛,温	消食和胃,止泻,止痢
建曲	辛、甘,温	消食化积,健脾和胃
生麦芽	甘,平	健脾和胃,疏肝行气
炒麦芽	甘,平	健脾开胃,消食回乳
焦麦芽	甘,平	消食化滞,退乳,消胀
焦三仙	甘、酸、辛,平	消食化积,健脾开胃
谷芽	甘,温	消食和中,健脾开胃
焦谷芽	甘,温	消食化积,健脾开胃
稻芽	甘,温	消食和中,健脾开胃
焦稻芽	甘,温	消食化积,健脾开胃
莱菔子	辛、甘,平	消食除胀,降气化痰
地骷髅	甘、微辛,平	行气消积,利水消肿
使君子	甘,温	杀虫消积,健脾疗疳
鸡内金	甘,平	健脾消食,涩精止遗
苦楝子	苦,寒	驱虫消积
苦楝皮	苦,寒	驱虫,疗癣

续表

品名	性味	功能
鹤虱	苦、辛,平	杀虫,消积
槟榔	苦、辛,温	杀虫消积,降气,行水
焦槟榔	苦、辛,温	消食导滞,下气通便
榧子	甘,平	杀虫消积,润燥通便
雷丸	微苦,寒	杀虫消积
芜荑	辛、苦,温	杀虫消积,除湿止痢
南瓜子	甘,温	杀虫,疗绦虫
鸦胆子	苦,寒	清热解毒,截疟,止痢,腐蚀赘疣
甜瓜蒂	苦,寒	涌吐痰食,祛湿退黄
常山	苦、辛,寒	截疟,劫痰
胆矾	酸、辛,寒	涌吐风痰,燥湿收敛
白矾	酸、涩,寒	解毒杀虫,燥湿止痒
硼砂	甘、咸,凉	清热消痰,解毒防腐
紫硇砂	咸、苦,辛	破瘀消积,软坚蚀腐
枯矾	酸、涩,微寒	敛泻止血,收湿止痒
无名异	甘,平	活血止痛,散瘀消肿
青黛	咸,寒	清热解毒,凉血,定惊
铜绿	酸、涩,微寒	明目退翳,解毒去腐,杀虫止痒
血竭	甘、咸,平	祛瘀定痛,止血生肌
儿茶	苦、涩,微寒	收湿,生肌,敛疮止血
制狼毒	辛,寒	逐水祛痰,破积杀虫
猫爪草	甘、辛,温	散结,消肿
大风子	辛,热;有毒	祛风燥湿,攻毒杀虫
木鳖子	苦、微甘,凉	散结消肿,攻毒疗疮
蓖麻子	甘、辛,平	消肿拔毒,泻下通滞
木芙蓉叶	微辛,凉	清热解毒,消肿排脓
芙蓉花	微辛,凉	凉血消肿,排脓解毒
木槿皮	甘、苦,凉	清热,利湿,解毒,止痒
木槿花	甘、苦,凉	凉血,除湿,清热
土荆皮	辛,温	杀虫,疗癣,止痒
紫荆皮	苦,平	活血通经,消肿解毒
蜂房	甘,平	祛风,攻毒,杀虫,止痛
蛇蜕	咸、甘,平	祛风,定惊,解毒,退翳
熊胆	苦,寒	明目祛翳,清热疗疳

品名	性味	功能
喜树果	苦,寒	破血化瘀,治癌散结
长春花	苦,寒	解毒抗癌,平肝降压
农吉利	苦,平	解毒,治癌
白花蛇舌草	苦、甘,寒	清热解毒,散瘀消肿
半枝莲	辛、苦,寒	清热解毒,化瘀利尿
黄药子	苦,平	凉血,降火,消瘿,解毒
山慈菇	甘、微辛,凉	清热解毒,化痰散结
藤梨根	酸、涩,凉	清热解毒,活血消肿
蜀羊泉	微苦,寒	清热解毒,利湿退黄
龙葵	苦、微甘,寒	清热解毒,散血消肿
蛇莓	甘、苦,寒	清热解毒,散结消瘀
天葵子	甘、微苦,寒	清热解毒,消肿散结
蟾蜍皮	辛,苦	解毒抗癌,杀虫消疳
丁公藤	辛,温	祛风除湿,消肿止痛
人参叶	苦、甘,寒	补气益肺,祛暑生津
大刀豆	甘,温	温中,下气,止呕
山柰	辛,温	行气温中,消食止痛
功劳木	苦,寒	清热燥湿,泻火解毒
瓜蒌子	甘,寒	润肺化痰,滑肠通便
两头尖	辛,热	祛风湿,消痈肿
两面针	苦、辛,平	行气止痛,活血散瘀
鸡骨草	甘、微苦,凉	清热解毒,疏肝止痛
刺五加	辛、微苦,温	益气健脾,补肾,安神
罗布麻	甘、苦,凉	平肝安神,清热利水
垂盆草	甘、淡,凉	清热,利湿,解毒
旋覆花	苦、辛、咸,温	开结消痰,降气止噫
金沸草	苦、辛、咸,温	降气,消痰,行水
胖大海	甘,寒	清热润肺,利咽,解毒
夏天无	苦、微辛,温	行气活血,通络止痛
凌霄花	甘、酸,寒	行气祛瘀,凉血祛风
娑罗子	甘,温	理气宽中,和胃止痛
褚实子	甘,寒	补肾清肝,明目利尿
蕤仁	甘,微寒	养肝明目,疏风散热
肿节风	苦、辛,微温	祛风通络,活血散结

续表

品名	性味	功能
了哥王	苦、辛,微温	消炎散结,散瘀逐水
苎麻根	甘,凉	清热利尿,凉血止血
预知子	苦,寒	疏肝理气,活血定痛
枳椇子	甘,平	止咳除烦,解酒毒
望江南	苦,平	清热明目,健脾润肠
葱子	辛,温	补肾明目
石楠叶	苦、辛,平	祛风补肾
祖师麻	苦、辛,温	祛风除湿,活血定痛
鬼箭羽	苦,寒	活血,散瘀,杀虫
千里光	苦,寒	清热解毒,明目止痒
瓦松	酸,平	清热解毒,止血敛疮
绞股蓝	苦,寒	消炎解毒,止咳祛痰
矮地茶	辛、微苦,平	化痰,止咳,利湿,活血
茯神	甘,平	宁心安神
茯神木	甘,平	宁心安神,平肝息风
马蔺子	甘,平	清热利湿,解毒消肿
石燕子	咸、甘,凉	祛湿通淋,通经止带
蜀葵花	甘、咸,寒	活血止血,清热利湿
土牛膝	苦、酸,平	活血散瘀,清热解毒
芸苔子	辛,温	破气行血,消肿散结
凤凰衣	甘,平	益肺化痰,缓急止痛
竹三七	甘、苦,温	止咳化痰,活血止血
缬草	辛、苦,温	镇惊安神,活血化瘀
萝芙木	苦,寒	清火平肝,清热解毒
土三七	淡,温	活血消瘀,解毒消痈
小草	甘,凉	益气补阴,凉血散热
天浆壳	咸,平	清肺化痰,定惊透疹
石花	甘,寒	养血明目,补肾益精
苦甘草	苦,寒	清热解毒
苦石莲	苦,寒	散瘀止痛,清热祛湿
姜皮	辛,凉	行水消肿
珠儿参	苦、甘,寒	清肺养阴,散瘀止血
接骨木	甘、苦,平	疗瘀止痛,活血散瘀
望月砂	辛,寒	清肝除翳,健脾消食

续表

品名	性味	功能
溪黄草	甘、苦,凉	清热利湿,凉血散瘀
白石英	甘,温	润肺温肾,镇惊安神
石蟹	咸,寒	清肝明目,消肿解毒
墓头回	辛、苦,微寒	燥湿止带,收敛止血,清热解毒
雷公藤	苦,凉	杀虫,解毒,祛风除湿
六月雪	淡、微辛,凉	健脾利湿,清热解毒
玄精石	咸,寒	滋阴降火,软坚,消痰
红曲	甘,温	活血化瘀,健脾消食
没食子	苦、涩,温	固气,涩精,敛肺,止血
灵芝	甘,平	补虚安神,止咳平喘
鱼鳔	甘、咸,平	补肾固精,滋养筋脉
金牛草	辛,平	活血散瘀,解毒,消肿
托盘根	苦、涩,微寒	活血消肿,祛风利湿
蛤蟆草	苦、辛,凉	清热解毒,凉血利尿
香苓子	苦、辛,温	祛风,散寒,止痛
荞麦	甘,凉	开胃宽肠,下气消积
秋石	咸,寒	滋阴降火
桃奴	苦,平	止痛,止汗
荷花	苦、甘,温	活血止血,祛湿,消风
雄蚕蛾	咸,温	补肝益肾,壮阳,涩精
菝葜	甘,温	祛风湿,消肿毒,利小便
蛇含石	甘,寒	安神镇惊,止血,定痛
紫梢花	甘,温	温肾,益阳,涩精
鼠妇虫	酸,凉	破瘀,利水,解毒,止痛
壁虎	咸,寒	祛风定惊,散结解毒
白茄根	甘、辛,寒	散热,消肿,止血
落得打	甘、酸,温	祛风消肿,舒筋活血
白梅花	酸、涩,平	舒肝,和胃,化痰
西瓜皮	甘、淡,凉	消暑解热,止渴利尿
蔷薇花	甘,凉	消暑,和胃,止血
樟木	辛,温	祛风湿,行气血,利关节
沙棘	酸、涩,温	止咳祛痰,消食化滞
八角莲	苦、辛,平	清热解毒,化痰散结
八仙草	苦、辛,寒	清湿热,散瘀消肿,解毒

续表

品名	性味	功能
七叶莲	微苦,温	祛风除湿,活血定痛
千层塔	辛,平	退热,除湿,消瘀,止血
一枝黄花	辛、苦,凉	疏风清热,消肿解毒
人参果	甘,温	强心补肾,生津止渴
石榴花	酸、涩,平	清热解毒,凉血止血
石上柏	甘、涩,凉	清热凉血,滋阴润肺
含羞草	甘,寒	清热,安神,消积,解毒
野葡萄根	甘,平	行血,消积
白药子	苦、辛,寒	清热消肿,凉血解毒
凤眼草	苦、涩,寒	止血,止痢
白花菜子	苦、辛,温	疏散风寒,祛湿通脉,消肿止痛
梧桐子	甘,平	除热,乌发
棕榈炭	苦、涩,平	收涩止血
棕榈子	苦,平	收敛止血
凤尾草	微苦,凉	清利湿热,凉血止血,消肿解毒
佛耳草	微甘,平	祛痰,止咳,平喘,祛风湿
马蔺花	咸、酸、微苦,凉	清热解毒,止血,利尿
鱼脑石	咸,平	化石,通淋,消肿
珊瑚	甘,平	明目祛翳,安神镇惊
海马	甘,温	温肾壮阳,散结消肿
蟋蟀	辛、咸,温	利尿消肿

附录4　常用药粉(散)

朱珀散:朱砂 30g,琥珀 70g

六一散:滑石粉 180g,甘草面 30g

益元散:滑石粉 180g,甘草面 30g,朱砂面 10g

碧玉散:六一散 100g,青黛 10g

黛蛤散:海蛤粉 100g,青黛 10g

鸡苏散:六一散 100g,薄荷面 15g

天水散:六一散 100g,寒水石面 10g

69